Springer-Verlag Wien GmbH

D.-K. Böker und W. Deinsberger

Schädelbasischirurgie

Robotik, Neuronavigation, vordere Schädelgrube

Springer-Verlag Wien GmbH

Prof. Dr. D.-K. Böker
PD Dr. W. Deinsberger
Neurochirurgische Klinik, Universitätsklinikum Gießen
Klinikstraße 29
35385 Gießen
Deutschland

Das Werk ist urheberrechtlich geschützt.
Die dadurch begründeten Rechte, insbesondere die der Übersetzung, des Nachdruckes, der Entnahme von Abbildungen, der Funksendung, der Wiedergabe auf fotomechanischem oder ähnlichem Wege und der Speicherung in Datenverarbeitungsanlagen, bleiben, auch bei nur auszugsweiser Verwertung, vorbehalten.

© 2004 Springer-Verlag Wien
Ursprünglich erschienen bei SpringerWienNewYork 2004

springer.at

Die Wiedergabe von Gebrauchsnamen, Handelsnamen, Warenbezeichnungen usw. in diesem Buch berechtigt auch ohne besondere Kennzeichnung nicht zu der Annahme, dass solche Namen im Sinne der Warenzeichen- und Markenschutz-Gesetzgebung als frei zu betrachten wären und daher von jedermann benutzt werden dürften. Produkthaftung: Sämtliche Angaben in diesem Fachbuch/wissenschaftlichen Werk erfolgen trotz sorgfältiger Bearbeitung und Kontrolle ohne Gewähr. Insbesondere Angaben über Dosierungsanweisungen und Applikationsformen müssen vom jeweiligen Anwender im Einzelfall anhand anderer Literaturstellen auf ihre Richtigkeit überprüft werden. Eine Haftung des Autors oder des Verlages aus dem Inhalt dieses Werkes ist ausgeschlossen.

Satz: Datenkonvertierung durch Satz & Layout • H. Meszarics • 1200 Wien

Gedruckt auf säurefreiem, chlorfrei gebleichtem Papier – TCF
SPIN: 11018230

Bibliografische Information Der Deutschen Bibliothek
Die Deutsche Bibliothek verzeichnet diese Publikation in der
Deutschen Nationalbibliografie; detaillierte bibliografische Daten sind im Internet
über <http://dnb.ddb.de> abrufbar.

Mit zahlreichen Abbildungen

ISBN 978-3-211-22324-6   ISBN 978-3-7091-0622-8 (eBook)
DOI 10.1007/978-3-7091-0622-8

Vorwort

Der Ihnen jetzt vorliegende Band enthält Beiträge zum Thema *„Robotik, Neuronavigation, vordere Schädelgrube"*, die auf der 11. Jahrestagung der Deutschen Gesellschaft für Schädelbasischirurgie am 7. und 8. November 2003 in Gießen verhandelt wurden.

Prof. Ugo Fisch (Zürich) wurde für seine großen Verdienste um die Schädelbasischirurgie mit der Kurt-Schürmann-Gedächtnisvorlesung ausgezeichnet und begeisterte das Auditorium mit seinem Vortrag über *„Wesen und Bedeutung der otologischen Schädelbasischirurgie"*.

Unter dem Thema „Navigation" wurden Kosten, Nutzen, Vor- und Nachteile der Navigation insbesondere in der Chirurgie der vorderen Schädelbasis und der Hypophysenregion kritisch abgehandelt. Aus dem Grundsatzreferat zur Robotik wurde klar, daß dieses Verfahren noch als rein experimentell zu betrachten ist. Es hat sicher großes Entwicklungspotenzial, hat aber noch keinen weiteren Eingang in die Klinik gefunden. Zahlreiche Beiträge setzten sich mit der chirurgischen Behandlung vaskulärer Prozesse, maligner Tumoren, Traumen und Fehlbildungen der vorderen Schädelgrube auseinander. Andere Beiträge befassten sich mit der auch interdisziplinären Behandlung benigner Tumoren der frontalen Basis, vornehmlich von Meningeomen. Wie üblich gab es auch eine Reihe sehr interessanter Vorträge zu freien Themen, die die breit gefächerte wissenschaftliche Aktivität der Kongressteilnehmer belegen.

Ergänzt wurde das Vortragsprogramm durch Workshops zum Thema „Neuromonitoring" und einen „Drillkurs", in dem junge Kollegen unter Anleitung ihre ersten Erfahrungen im Umgang mit High speed-Bohrmaschinen sammeln konnten.

In einer ausgesprochen angenehmen und kollegialen Atmosphäre verlief der interdisziplinäre Erfahrungsaustausch zwischen Neurochirurgen, Hals-Nasen-Ohren-Ärzten, Mund-Kiefer-Gesichtschirurgen, Neuroradiologen, Neuroophthalmologen und Neuropathologen in anregender Weise. Für die immer wichtiger werdende interdisziplinäre Kooperation stellen die Jahrestagungen der Deutschen Gesellschaft für Schädelbasischirurgie ein ideales Forum zum Austausch der Erfahrungen und zum Anbahnen von Kooperationen dar. Allen Kongressteilnehmern, insbesondere aber den Autoren danken wir für ihre engagierte Arbeit, und wir danken den Mitarbeitern der Neurochirurgischen Klinik der Justus-Liebig-Universität Gießen für ihr Engagement bei der Organisation des Kongresses und danken nicht zuletzt den ausstellenden Firmen für ihr Engagement, ohne das der Kongress in dieser Weise nicht möglich gewesen wäre.

Wir hoffen mit diesem Band das Interesse Aller anzusprechen, die sich klinisch und wissenschaftlich für die kontinuierliche Verbesserung der Versorgung von Patienten mit Erkrankungen der Schädelbasis einsetzen.

Gießen, Oktober 2004

Prof. Dr. D.-K. Böker
PD Dr. W. Deinsberger

Inhaltsverzeichnis

Robotik, Navigation, Hypophyse

Schipper, J., Maier, W., Arapakis, I., Laszig, R.: Indikation zur navigierten endonasalen
Chirurgie der Frontobasis 3
Strauß, G., Trantakis, C., Winkler, D., Roettger S., Weber A., Zimmer C., Meixensberger, J.:
Die Wertigkeit der CT-basierten Navigation für den transsphenoidalen Zugang zur
Hypophyse 7
Hoelper, B. M., Soldner, F., Behr, R.: Fluoroskopie-kontrollierte Genauigkeit rahmenloser
Neuronavigation beim transsphenoidalen Zugang zu Prozessen der Sellaregion 17
Wirtz, C. R., Haßfeld, S., Dietz, A., Bonsanto, M. M., Aschoff, A., Steiner, H. H., Metzner, R.,
Tronnier, V. M.: Interdisziplinäre Navigation an der Schädelbasis 21
Hamm, K., Aschenbach, R., Schmücking, M., Surber, G., Kleinert, G., Basche, St., Baum, R. P.:
The role of image fusion in diagnostic imaging for stereotactic neurosurgery and
radiosurgery/stereotactic radiotherapy 27
Heermann, R., Majdani, O., Leinung, M., Lenarz, Th.: Navigierte Chirurgie der Schädelbasis –
Aktuelle Möglichkeiten und zukünftige Entwicklungen 33
Federspil, P. A., Geisthoff, U. W., Henrich, D., Plinkert, P. K.: Multisensorische
Überwachung robotergestützter Fräsvorgänge an der lateralen Schädelbasis 39

Vaskuläre Prozesse, Maligne Tumoren, Trauma

Korinth, M. C., Mayfrank, L., Huffmann, B. C., Gilsbach, J. M.: Mikrochirurgische Behandlung
frontobasaler duraler arteriovenöser Fisteln 45
Maier, W., Schipper, J., Arapakis, I., Spetzger, U., Schmelzeisen, R.: Navigationsgestützte
transfrontale Chirurgie bei malignen und destruierenden Prozessen der Schädelbasis 51
Issing, P. R., Dreyer, Th., Hammersen, J. J.: Die Behandlung von Adenokarzinomen
der Nasennebenhöhlen – eine Alternative? 57
Issing, P. R., Franke, F., Hammersen, J. J.: Das Hämangioperizytom der Frontobasis 61
Koscielny, S., Behnke-Mursch, J.: Management einer nasocerebralen Fistel
als interdisziplinäre Aufgabe 65
Bachmann, G., Petereit H., Djenabi, U., Michel, O.: Vorhersagewerte von Beta-trace Protein
(Prostaglandin D Synthase) mittels Laser-Nephelometer zur Identifikation von Liquor 69
Jödicke, A., Schroth, I., Scharbrodt, W., Howaldt, H.-P., Böker, D.-K.: Frontobasisverletzungen
bei Kindern – operative Therapie 75
Schroth, I., Winking, M., Böker, D.-K.: Sichere Duradefektdeckung bei frontobasaler
Verletzung über die bifrontale Kraniotomie 83
Unger, F., Walch, C., Stammberger, H., Haselsberger, K., Papaefthymiou, G.:
Combined endoscopic surgery and radiosurgery as a treatment modality of olfactory
neuroblastoma (esthesioneuroblastoma) 87
Zahnert, T., Berberich A., Hüttenbrink, K.-B., Schackert, G.: Experimentelle Untersuchungen
zur mechanischen Belastbarkeit verschiedener Dura-Ersatzmaterialien der vorderen
Schädelgrube 93

Anatomie/Meningeome

Resch, K. D. M.: The lateral skull base approach A, B and C after U. Fisch demonstrated in a plastinated specimen 99
Scholz, M., Pechlivanis, J., Schmieder, K., Harders, A.: Der prätemporale extradurale Inter V2/V3 Zugang zur oberen Fossa pterygopalatina und medialen Temporobasis 103
Federspil, P. A., Romeike, B., Feiden, W., Plinkert, P. K.: Extrakranielle Ausbreitung eines Meningeoms der vorderen Schädelbasis (Midfacial Degloving) 107
Ince, A., Rohde, V., Laps, G., Gilsbach, J. M., Mayfrank, L.: Der Interhemisphärische Zugang zu Olfaktoriusmeningeomen 111
Buhl, R., Maune, St., Mehdorn, H. M.: Erfahrungen in der Therapie von Olfaktoriusrinnenmeningeomen 115
Mewes, H., Böker, D.-K., Deinsberger, W.: Transbasale Meningeome 119
Schmieder, K., Calabrese, P., Brenke, Ch., Engelhardt, M., Harders, A.: Neuropsychologische Befunde bei Patienten mit Olfaktoriusrinnenmeningeomen 123
Schick, U., Hassler, W.: Management von Tuberculum sellae Meningeomen: Beteiligung des Optikuskanals und visuelles Outcome 129

Fibröse Dysplasien, Angiofibrome

Gurr, A., Sudhoff, H., Hildmann, H., Dazert, S.: Die fibröse Dysplasie – Diagnostik und Therapie 135
Jödicke, A., Berthold, L. D., Scharbrodt, W., Schroth I., Böker, D.-K.: Fibröse Dysplasie der zentralen Schädelbasis im Kindesalter 139
Schick, B., Urbschat, S.: Die Genese des juvenilen Angiofibroms: Auf dem Weg zur Entschlüsselung eines Mythos 145

Orbita, Verschiedenes

Kaufmann, H.: Die chirurgische Behandlung der Augenmuskelparesen 151
Sehhati-Chafai-Leuwer, S., Bschorer, R.: Die Bedeutung des intraoperativen Neuromonitorings des N. facialis für die faciale Reanimation durch ein mikroneurovaskulär reanastomosiertes Gracilis-Transplantat 157
Krüger, J., Blum, M., Eßer, D., Pistner, H., Basche, S., Hamm, K., Schalldach, U.: Diagnose und Therapie von Orbitaprozessen im Rahmen der Schädelbasisgruppe in Erfurt 161
Schmidinger, A., Boeker, D.-K., Deinsberger, W.: Ein seltener Nervus Fazialis-Tumor: Neurinom des Nervus petrosus major (NPM) 163
Mewes, H., Horner, M., Böker, D.-K., Deinsberger, W.: Orbitameningeome – Therapie und Outcome 165

Robotik, Navigation, Hypophyse

Indikation zur navigierten endonasalen Chirurgie der Frontobasis

J. Schipper, W. Maier, I. Arapakis und R. Laszig

Hals-Nasen-Ohren-Klinik, Universitätsklinikum Freiburg, Deutschland

Einleitung

Eingriffe an den Nasennebenhöhlen wurden bis vor ca. 15 Jahren meist extranasal durchgeführt. Obwohl die endonasale Nebenhöhlenchirurgie bereits entwickelt worden war, hatte man sie aufgrund von schwerwiegenden Komplikationen wieder verlassen. Erst nach Entwicklung moderner bildgebender Verfahren kam es zu einer Renaissance, wobei Draf [2] als Pionier bereits frühzeitig für eine sorgfältige Operationsplanung ein präoperatives Nasennebenhöhlen-CT forderte. Obwohl die Nebenhöhlenchirurgie heute vermehrt funktionell, d.h. gezielt beschränkt auf die tatsächlich nachweisbare Pathophysiologie, durchgeführt wird [8, 10], haben anatomische Varianten wie ein „gefährliches Siebbein" oder ein frei durch die Keilbeinhöhle verlaufender Nervus opticus [7] nichts von ihrer Brisanz verloren, so dass kritische Stimmen hinsichtlich einer stetigen Erweiterung der Grenzen der endonasalen Rhino- und Schädelbasischirurgie mit Hinweis auf mögliche Komplikationen laut wurden [9]. Mittlerweile bildete sich so auch unter den Rhinochirurgen ein zunehmendes Interesse für diese Technologie [1, 3, 4, 5]. Derzeit ist mit der Verbreitung der Navigation wieder eine Situation erreicht, in der es (wie zuvor beim CT) um die Frage der Einführung einer neuen Technologie geht [6]. Hierbei müssen in Abhängigkeit von der konkreten Situation die Vorteile (intraoperative Visualisierung anatomischer Landmarken im CT-Datensatz und womöglich resultierende höhere Sicherheit) und die Nachteile (hohe Anschaffungskosten, zusätzliche Arbeitszeit, verlängerte Operations- und Narkosedauer, evtl. zusätzliche Strahlenbelastung durch Anfertigung eines Navigations-CT) gegeneinander abgewogen werden. Ziel dieser Arbeit ist es, Hinweise für die Indikationsstellung zur Navigation bei endo- und transnasalen Eingriffen an der Schädelbasis zu erarbeiten.

Patienten und Methoden

In einer Qualitätssicherungsanalyse werteten wir retrospektiv die Akten und OP-Protokolle von 56 Patienten nach navigiert kontrollierten endonasalen Schädelbasiseingriffen aus. Bei allen Patienten war ein Nasennebenhöhlen-CT in Form eines digitalisierten Datensatzes im DICOM-Format angefertigt worden. Die Übertragung der digitalisierten CT- bzw. MR-Datensätze erfolgte über das Klinikums-Intranet oder über eine MOD oder CD vom auswärtigen Radiologen. Die Navigation hatten wir mit einem der in der Klinik zur Verfügung stehenden Navigationssysteme (Stryker-Leibinger Navigation System®, Brain LAB VectorVision2®, InstaTrak® GE/VTI) durchgeführt. Die Referenzierung erfolgte beim GE–System über ein spezielles Headset, das bereits bei Anfertigung des CT getragen werden musste, bei den beiden anderen Systemen mittels Oberflächenregistrierung. Im Rahmen der Eingriffe waren die für die Navigation anfallenden Arbeiten als Vorbereitungszeit (z.B. präoperativ erforderliche Zeit für die Darstellung anatomischer

Tabelle 1. Bedeutung und Wertigkeit der von uns definierten Kategorien zur Beurteilung von Indikationen der Navigation in der endonasalen Nasennebenhöhlenchirurgie

Kategorien von Indikationen zur Navigation bei der endonasalen Nasennebenhöhlenchirurgie	Bedeutung	Wertigkeit zum Einsatz der Navigation
redundant	Navigationssystem für den Operationsverlauf und -erfolg ohne Bedeutung mit dem Nachteil zusätzlicher ärztlicher Arbeitszeit	nicht sinnvoll
sinnvoll	Navigationssystem für den Operationsverlauf und -erfolg entbehrlich, bietet aber dem Operateur zusätzliche Informationen	fakultativ
hilfreich	Navigationssystem für den Operationsverlauf und -erfolg im Einzelfall möglicherweise mitentscheidend, jedoch je nach Erfahrung des Operateurs entbehrlich	fakultativ
notwendig	Navigationssystem für den Operationsverlauf und -erfolg entscheidend und notwendig als Alternative zur intraoperativen Schichtbildgebung (mobiles CT, offenes MR)	obligatorisch

Strukturen im Simulationsmodus), präoperative Rüstzeit (Justieren und Referenzieren zu OP-Beginn) sowie intraoperative Bedienungszeit erfasst worden. Diese Zeiten wurden im Rahmen dieser Qualitätssicherungsanalyse ausgearbeitet. Bei der retrospektiven Aktenanalyse unterschieden wir hinsichtlich der Indikation zur intraoperativen Anwendung der Navigation vier Gruppen von Operationen: 1. Operationen, bei denen aus Sicht des Operateurs die Navigation *redundant* erschien; 2. Eingriffe, bei denen ihr Einsatz *sinnvoll* war; 3. Eingriffe, bei denen sich die Navigation als *hilfreich* für den Operationsverlauf erwies; 4. solche, bei denen die Navigation als *notwendig* erachtet wurde. Die Einstufung in die verschiedenen Kategorien erfolgte entsprechend Tabelle 1.

Ergebnisse

Die Analyse hinsichtlich Wertigkeit der Navigation ergab eine Einordnung von 4 Fällen in Kategorie 1, bei der ihr Einsatz redundant, zum Teil sogar durch den sich daraus ergebenden zusätzlichen Zeitaufwand als hinderlich erachtet wurde. Diese Situation ergab sich nur zu Beginn der Einführung der Navigationstechnologie in die endonasale Chirurgie. Die Kategorie 2 („sinnvoll") erachteten wir in 18 Fällen als gegeben, wobei es sich meist um Lehroperationen handelte. 27 Patienten ordneten wir retrospektiv in die Kategorie 3 („hilfreich") ein. Hier war die Navigation zwar entbehrlich bzw. fakultativ, jedoch für Operationserfolg und -verlauf im Einzelfall möglicherweise entscheidend. Hierbei handelte es sich meist um Revisionsoperationen benigner entzündlicher Prozesse bei schwierigem Situs und insbesondere nach mehreren vorangegangenen Eingriffen. Abbildung 1 zeigt exemplarisch den navigierten CT-Datensatz eines Patienten intraoperativ, bei dem am selben Tag im Rahmen einer endonasalen Nasennebenhöhlenoperation alio loco ein Defekt in der Rhinobasis entstanden war, der intraoperativ jedoch trotz Kopftieflage nicht identifiziert werden konnte. Alternativ zur intrathekalen Kontrastmittel- oder Fluoreszeingabe konnten wir anhand eines aktualisierten CT-Datensatzes den Defekt mit Hilfe der Navigation identifizieren und verschließen. Die letzte Kategorie „not-

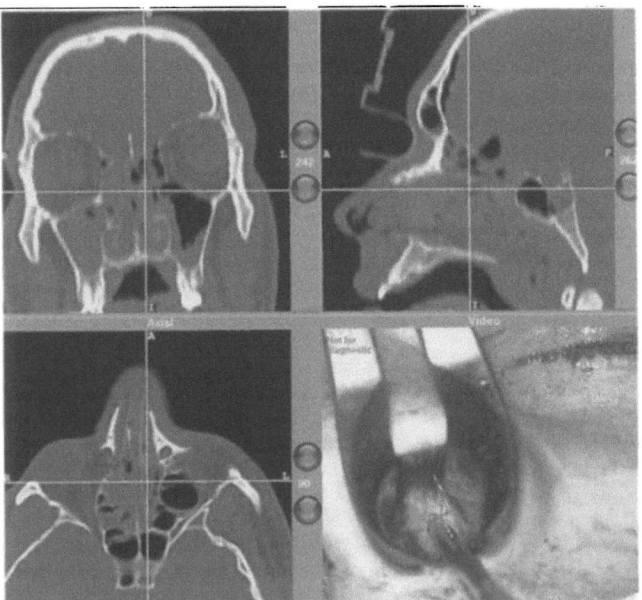

Abb. 1. Patient m., 29 J., intraoperative Liquorfistel links bei endonasaler Nasennebenhöhlen-Operation alio loco, die intraoperativ alio loco auch nicht in Provokationslage (Kopftieflage) lokalisiert werden konnte. Unter Navigation intraoperative Lokalisation der durch einen Schleimhautlappen verdeckten Liquorfistel an der endocraniellen Luftblase oberhalb des hinteren Siebbeins. Intraoperatives Navigationsbild eines CT-Datensatzes: links oben coronar, rechts oben sagittal, links unten axial, rechts unten der mikroskopische Blick endonasal auf den mit einem armierten Wattetupfer markierten Bereich des Schädelbasisdefektes

wendig" erachteten wir in 7 Fällen als gegeben. Bei diesen Patienten hätte man ohne die Navigation einen operativen Eingriff nur mit einem intraoperativen CT oder MR durchführen können. So wurde beispielsweise bei einer Patientin mit rechtsseitiger traumatischer Arteria carotis – Sinus cavernosus Fistel, die mit einer endoluminalen Ballonocclusion durch die Arteria carotis interna mittels dreier Ballons verschlossen worden war, wegen einer 3 Tage danach auftretenden rechtsseitigen, durch den Druck des mittleren Ballons bedingten Abducensparese, eine navigiert kontrollierte transsphenoidale Ballonpunktion vorgenommen. Dieser Ballon war für den sicheren Fistelverschluss nicht obligat, konnte jedoch aufgrund des noch kritischen Allgemeinzustandes nicht über einen pterionalen Zugang entfernt werden.

Eine spezielle Aufbereitung des Datensatzes mit Konturieren bedeutsamer anatomischer Landmarken war in 7% der Operationen, mit Konfigurieren des 3D-Modells in 4% nötig. In Abhängigkeit von der Ausdehnung der Konturierung und der Erfahrung des Bearbeiters dauerte diese zwischen 17 und 110(!) min., letzteres weitere 2 bis 6 min. Die Rüstzeit dauerte zu Beginn des Eingiffs zwischen 3 und 58 min., wobei das Headset (VTI) die kürzesten Zeiten erforderte, die Referenzierung bei allen Systemen 3 bis 27 min. Die Rüstzeit am OP-Ende lag bei 2 bis 14 min. Der intraoperative Mehraufwand lag für Routinemaßnahmen der Navigation in starker Abhängigkeit von der Dauer des Eingriffs zwischen 6 und 29 Minuten, für Re-Referenzierungen (wenn erforderlich) zwischen 4 und 32 min.

Diskussion

Betrachtet man den zeitlichen und personellen Mehraufwand durch den Einsatz der Navigation, so wird klar, dass ein unkritisches Übernehmen dieser Technologie für *alle* transnasalen Eingriffe an der Frontobasis nicht angezeigt, ja in bestimmten Fällen (Kategorie 1) sogar störend sein kann. Verschärft wird die Kostensituation zum einen dadurch, dass bei den Rüstzeiten und während der Operation nicht nur der Operateur, sondern eine ganze Mannschaft finanziert werden muss und noch Materialkosten dazukommen. Eine weitere Verschärfung besteht unter den Bedingungen der DRG-Finanzierung darin, dass der resultierende Mehraufwand in der pauschalen Erstattung nicht abgebildet wird. Ebenso wird aber offenbar, dass bei einer Reihe von Patienten dieser Aufwand zumindest hilfreich, wenn nicht unverzichtbar ist, um eine gute Ergebnisqualität zu erzielen. Unter den Kautelen einer dem Patienten gegenüber verantwortungsvollen Medizin unter budgetierter Finanzierung scheint uns eine Kategorisierung der Notwendigkeit eines Einsatzes der intraoperativen Navigation sowie ein patientenspezifisches Prozedere von Beginn an (auch zur Vermeidung unnötiger Doppeluntersuchungen) unverzichtbar zu sein. Solange der Patient durch Einsatz der Navigation entsprechend unseren definierten Kategorien profitiert, ist dies als ein höheres Gut zu werten als der Kostendruck. Dies gilt umso mehr, als Risiken durch die verlängerte Narkose- oder Operationszeit ausweislich unserer Beobachtungen vernachlässigbar gering sind: so kam es in keinem Falle zu einem Narkosezwischenfall oder zu einer anderweitigen dadurch bedingten Komplikation.

Literatur

1. Caversaccio M, Bachler R, Ladrach K et al. (2000) Frameless computer-aided surgery system for revision endoscopic sinus surgery. Otolaryngol Head Neck Surg 122: 808-813
2. Draf W, Weber R (1993) Endonasal microendoscopic pansinusoperation in chronic sinusitis. I. Indications and operation technique. Am J Otolaryngol 14: 394-398
3. Freysinger W, Gunkel AR, Thumfart WF (1997) Image-guided endoscopic ENT surgery. Eur Arch Otorhinolaryngol 254: 343-346
4. Grevers G, Menauer F, Leunig A, Caversaccio M, Kastenbauer E (1999) Navigationschirurgie bei Nasennebenhöhlenerkrankungen. Laryngol Rhino Otol 78: 41-46
5. Klimek L, Ecke U, Lubben B, Witte J, Mann W (1999) A passive-marker-based optical system for computer-aided surgery in otorhinolaryngology: development and first clinical experiences. Laryngoscope 109: 1509-1515
6. Luxenberger W, Kole W, Stammberger H, Reittner P (1999) Computerunterstützte Nasennebenhöhlenchirurgie – der Standard von morgen? Laryngol Rhino Otol 78: 318-325
7. Maier W, Laszig R (1998) Komplikationen der endonasalen Nebenhöhlenchirurgie – diagnostische und therapeutische Konsequenzen. Laryngo-Rhino-Otol 77: 402-409
8. Messerklinger W (1994) Background and evolution of endoscopic sinus surgery. J Ear Nose Throat 73: 449-450
9. Rauchfuss A (1990) Komplikationen der endonasalen Chirurgie der Nasennebenhöhlen. Spezielle Anatomie, Pathomechanismen, operative Versorgung. HNO 38: 309-316
10. Wigand ME (1989) Endoskopische Chirurgie der Nasennebenhöhlen und der vorderen Schädelbasis. Thieme, Stuttgart New York

Korrespondenz: Prof. Dr. Jörg Schipper, Universitäts-HNO-Klinik Freiburg, Killianstraße 5, 79106 Freiburg, Deutschland, e-mail: schipper@hno1.ukl.uni-freiburg.de

Die Wertigkeit der CT-basierten Navigation für den transsphenoidalen Zugang zur Hypophyse

G. Strauß[1], C. Trantakis[2], D. Winkler[2], S. Roettger[4], A. Weber[1], C. Zimmer[3] und J. Meixensberger[2]

[1] Klinik und Poliklinik für HNO-Heilkunde/Plastische Operationen,
[2] Klinik und Poliklinik für Neurochirurgie,
[3] Klinik und Poliklinik für Diagnostische Radiologie, Arbeitsbereich Neuroradiologie und
[4] Institut für Allgemeine Psychologie, BioCog-Kognitive einschl. Biologische Psychologie,
Universität Leipzig, Deutschland

Einleitung

Der transsphenoidale Zugang der Hypophyse hat sich seit seiner Einführung als minimal-invasiver Weg zur Hypophyse bewährt [1]. Die Sella-Chiasma-Region bietet eine große Anzahl intraoperativer Gefahrenstellen. Die Vorderwand der Sella hat in den überwiegenden Fällen eine Dicke um oder unter 1 mm. Bei Kindern oder in Ausnahmefällen bei Erwachsenen kann sie eine Dicke von mehr als 20 Millimeter erreichen, und damit den transsphenoidalen Zugang erschweren. Bei Rezidivoperationen findet sich keine reguläre Anatomie. Die Keilbeinhöhle kann von erbsengroß eine maximale Ausdehnung bis 1 cm vor das Foramen magnum aufweisen. Das Septum intersphenoidale ist selten median gestellt, so dass eine Orientierung am Septum zum Auffinden der Mittellinie unsicher ist. Der Sinus cavernosus umgibt die Sellaregion und kann bei Eröffnung zu kräftigen Blutungen und zur Ausbildung einer Carotis-Sinus-cavernosus-Fistel führen. Die A.carotis interna verläuft in ihrem Siphonanteil variabel. Der Intercarotidealabstand wird zwischen minimal 4 mm und maximal 23 mm bei einem Durchschnitt von 14 mm angegeben [2]. Viele schwere Komplikationen des transsphenoidalen Zuganges zur Hypophyse beruhen auf der Verletzung kleiner Abgänge der A.carotis interna und nachfolgender Schädigungen der Arterie durch Blutstillungsmaßnahmen. Die Zuhilfenahme einer Navigationsassistenz ist bei diesem Zugang naheliegend. Der Einsatz des C-Bogens (Röntgenbildverstärker) bestimmte in den vergangenen 20 Jahren die Navigationskontrolle. Im seitlichen Strahlengang können die Position Speculums sowie der Kurette im Verhältnis zur knöchernen Sella und der Keilbeinhöhle bestimmt werden [3]. Einige Operateure verwendeten zusätzlich Tantalpulver oder dünne Silberfolien um die Tumorhöhle zu kontrollieren [4].

In vielen Kliniken wird der transnasale Zugang zur Hypophyse interdisziplinär als HNO- und neurochirurgischer Eingriff durchgeführt. Besonders die Erfahrungen der HNO-Chirurgen in der Septumchirurgie aber auch in den endonasalen Nasennebenhöhlenoperationen erleichtern den raschen und wenig traumatisierenden Zugang zum Sellaboden. Nachdem das Operationsmikroskop und die mikrochirurgische Technik in der Hypophysenregion seit Jahren etabliert sind, wird in den letzten Jahren zunehmend eine Diskussion um den Einsatz des Endoskopes in der Hypophysenchirurgie geführt [5, 6]. Die Frage nach der Bedeutung der CT-basierten Navigation bleibt davon unserer Meinung

Tabelle 1. Anzahl der Operationen

	C-Bogen	C-Bogen + CAS
Primäre OP	6	15
Re-OP	1	5
	7	20

nach unberührt. Grundsätzlich stellt sich die Frage, ob ein computerassistiertes Navigationssystem mit statischer Datensatzgrundlage den Erfordernissen an eine Navigation bei der Hypophysenchirurgie gerecht wird und die C-Bogen-Navigation ersetzen sollte.

Navigation beim transsphenoidalen Zugang zur Hypophyse

Wir untersuchten an 27 Fällen den Einsatz und die Wertigkeit der Navigationsassistenz bei dem transnasalen transsphenoidalen Zugang zur Hypophyse. In 7 Fällen stand ausschließlich eine C-Bogen-Navigation zur Verfügung, in den übrigen 20 Fällen konnte sowohl auf C-Bogen als auch auf CT-basierte Navigation zurückgegriffen werden. In 21 Fällen handelte es sich um eine primäre Operation, in 6 Fällen um eine Revisions-Operation (Tabelle 1). Das Protokoll umfasst Angaben zu Zeitaufwand, Erhöhung der investiven OP-Kosten/Fall, Häufigkeit des Gebrauchs der Navigation, Zweck der Navigation und besonders subjektive Eindrücke zur Wertigkeit der jeweiligen Methode. Besonderer Erläuterung bedürfen drei Kriterien:

- **investive OP-Kosten/Fall**
  Es wird von einem durchschnittlichen Anschaffungspreis des Systems ausgegangen (C-Bogen/CAS=90.000,00 EUR/ 200.000,00 EUR). Eine mittlere Laufzeit von 5 Jahren wird angenommen. Des Weiteren wurde die Häufigkeit der OP-Prozedur im Jahr 2002 als Mittelwert gewählt (n = 38). Die Restwerte der Systeme nach 5 Jahren werden zur Vereinfachung in beiden Fallbeispielen mit Null Euro angesetzt. Die daraus resultierenden Kosten sind operationsspezifische und können durch die Anwendung in anderen Proceduren deutlich niedriger für die Gesamtbetrachtung eines Gerätes ausfallen.

- **subjektiver Vetrauensindex Mensch-Navigation (Medical Navigation Level of Trust)**
  Vertrauen ist der Umfang in welchem der Nutzer bereit ist, Handlungen und Entscheidungen auf der Basis von Empfehlungen eines computer-basierten Werkzeuges oder einer computer-basierten Entscheidungshilfe durchzuführen. Vertrauen in Technologie und Geräte ist ein Faktor mit wachsender Bedeutung in komplexen Mensch-Maschine-Systemen. Dieses Vertrauen ist keine einfache eindimensionale Variable. So kann der Nutzer einem System richtigerweise misstrauen (wenn das System falsche Angaben liefert), aber auch falschvertrauen (over-trusting) oder falsch-misstrauen (under-trusting) (Abb. 1). Vertrauen in Technologie wird durch Genauigkeit bedingt. Allerdings ist Vertrauen nicht unbedingt proportional mit der Genauigkeit eines Systems. Genauigkeit ist eine systemeigene technische Variable. Vertrauen dagegen ist eine menschliche Einschätzung. Der Grad des Vertrauens in Technik (con-

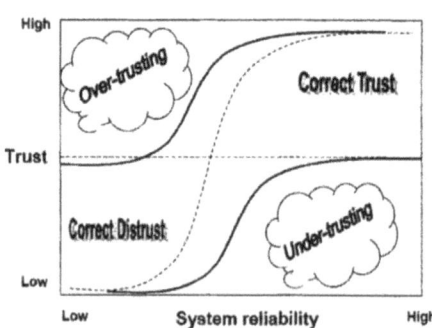

Abb. 1. Zusammenhang zwischen Vertrauen (Trust) und Systemgenauigkeit (System reliability) [7]

trollers trust) resultiert durch viele Faktoren, darunter sind Genauigkeit und Transparenz der Funktion zu nennen. Da die Anwendung und Verbreitung einer Technologie wesentlich vom Vertrauen der Anwender beeinflusst wird, ist die Kalibrierung des Vertrauens in einem sogenannten Level of Trust bedeutsam. In der Medizin existieren hierzu kaum Vorarbeiten. Allerdings konnten wir auf Entwicklungen anderer Disziplinen (European Organisation For The Safety Of Air Navigation) zurückgreifen [7]. Wir verwendeten eine numerische Werteskala zwischen 0 und 100 mit dem Ausgangspunkt 50 (Medical Navigation Level of Trust). Entscheidendes Kriterium für die Akzeptanz eines Systems zur Navigationsunterstützung ist das subjektive Erfahren der gewonnenen Informationen. Einerseits können diese im Extremfall fehlerhaft sein und dem der Realität entsprechendem Wissen des Chirurgen entgegenstehen. Dies wird mit dem Index 0 bewertet. Andererseits kann eine primär falsche Einschätzung des Chirurgen der Navigation im chirurgischen Situs durch Informationen eines Systems im Sinne der realen Situation korrigiert werden. In diesem Fall bewerteten wir mit 100.

Liefert das System Informationen, die der Chirurg ohnehin schon besessen hat, so kann es zu einer Bestätigung des a-priori-Wissens kommen. Diese Situation wird mit dem Wert 50 gewichtet. Indirekt liefert dieser Index auch Informationen über die Vertrauenswürdigkeit des Navigationssystems. Werte unter 50 verunsichern den Chirurgen und sind konsequenterweise nicht hilfreich für einen komplikationslosen Verlauf der Operation. Das System wird auch bei richtigen Angaben angezweifelt und ist damit zusätzlich nachteilig für den Operationserfolg. Die Aussagekraft des Navigationssystems ist subjektiv und erfordert eine konzentrierte Bewertung durch den Chirurgen.

Insgesamt 5 Chirurgen wurden zu den subjektiven Erfahrungen befragt. Davon waren drei HNO- und zwei Neurochirurgen. Als Navigationsunterstützung kamen der C-Bogen (Philips Libra) sowie das Vector Vision-2 System (BrainLab) mit der Software Vector Vision Cranial zur Anwendung. Grundlage der computerassistierten Navigation war folgendes CT-Protokoll: Kollimation/Tischvorschub/Inkrement 2/3/1, Rotationszeit 1s/Umdrehung, Somatom Plus-4 Volume Zoom. Die Daten wurden überwiegend ohne Pla-

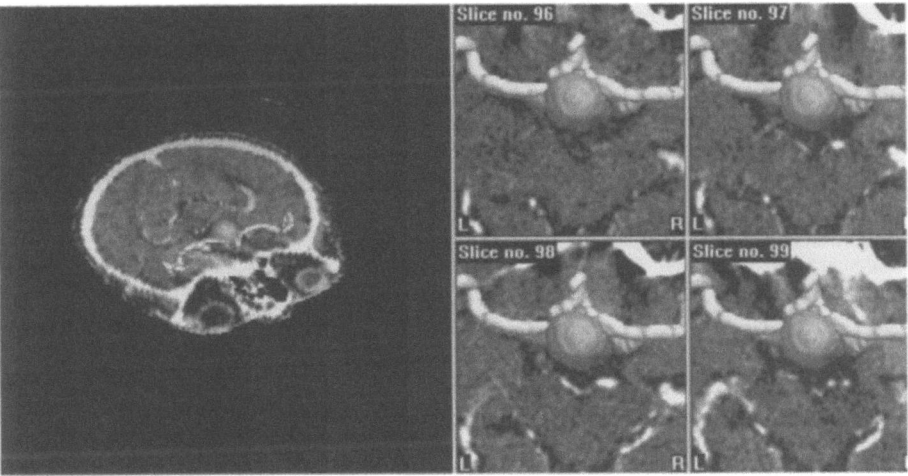

Abb. 2. Segmentation des Tumors und umgebender Risikostrukturen

Tabelle 2. Messprotokoll mit Ergebnissen

	C-Bogen	CAS
investitative Kosten/Fall* EUR	474	1053
Verbrauchsmaterial/Fall EUR	20	120
Zusätzliche Vorbereitungszeit vor OP	0 min	0-30 min (Planung)
Zusätzliche Vorbereitungszeit im OP	10 min	15 min
Gebrauch (n) der Navigation während der OP	Ø 3	Ø 7
Medical Navigation Level of Trust*		
Keilbeinhöhlen-Vorderwand	58	62
Abstand ACI	–	79
Sella	40	78

siehe auch Tabelle 3; * Erläuterungen in Kapitel 2, hier Mittelwerte

nungsdaten (11/20) verwendet. In 9 von 20 Fällen erfolgte die Segmentation des Tumors und umgebender Risikostrukturen (Abb. 2). Die Patienten wurden ausnahmslos in Rückenlage mit gering rekliniertem Kopf in der Mayfield-Klemme gelagert und fixiert. Die Registrierung des Patienten wurde oberflächenbasiert mit dem Z-Touch-System durchgeführt. Der chirurgische Zugang erfolgte transseptal. Nach Darstellen der Keilbeinhöhlenvorderwand und Einsetzen des Spekulums erfolgten in jedem Fall eine Kontrolle der Spekulumposition mit dem C-Bogen und liegender Sonde sowie eine Verifikation mit dem geraden Navigationspointer. Weitere Navigationspunkte sind in Tabelle 3 aufgeführt.

- **Chirurgische Erfahrungen**

Besonderer Navigationsbedarf bei dem transsphenoidalen Zugang zur Hypophyse besteht unserer Ansicht nach bei dem Lokalisieren der Keilbeinhöhlenvorderwand, der Bestimmung der Mittellinie (verbunden mit der Frage nach dem intercarotidealen Abstand) und bei der Einschätzung des Sellabodens. Die Beurteilung des Resektionsumfanges insbesondere eines supra-, para- oder retrosellären Tumoranteils ist letzlich durch keines der beurteilten Navigationsinstrumente zu beantworten.
- *Vorderwand der Keilbeinhöhle.* Für den HNO-Chirurgen stellt sich trotz Kenntnis vorliegender CT-Aufnah-

Tabelle 3. Messpunkte der Navigationssysteme und Ergebnisse der Genauigkeit und des Vertrauensindex (Medical Navigation Level of Trust)

	C-Bogen		CAS-Navigation	
	Intraoperative Genauigkeit (subjektiv) mm Abweichung	Medical Navigation Level of Trust (durchschnittliche Bewertung aus 31 Messungen)	Intraoperative Genauigkeit (subjektiv) mm Abweichung	Medical Navigation Level of Trust (durchschnittliche Bewertung aus 38 Messungen)
Keilbeinhöhlenvorderwand Sagittal	0	58	0	72
Keilbeinhöhlenvorderwand Axial	–	–	0	65
Keilbeinhöhlenvorderwand Coronal	–	–	1–2	50
Sellaboden Sagittal	0	40	2–3	88
Sellaboden Axial	–	–	2–3	79
Sellaboden Coronal	–	–	2	66

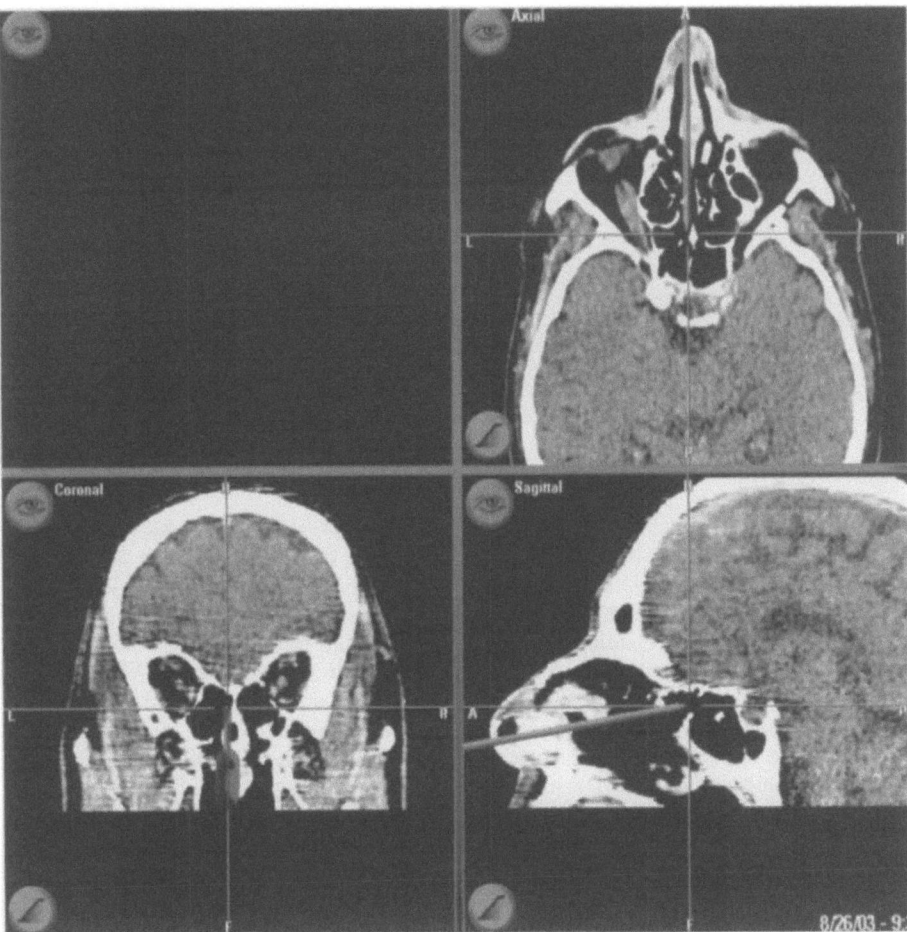

Abb. 3. Navigationsszene beim Aufsuchen der Keilbeinhöhlenvorderwand mit dem CAS-Navigationssystem

men des Nasennebenhöhlensystems regelmäßig die Frage, ob die dargestellte Vorderwand tatsächlich mit der Keilbeinhöhle übereinstimmt. Vorgelagerte Siebbeinzellen können bei geringen Abweichungen von der Mittellinie und erschwerend bei Revisionsoperationen eine entsprechende Kavität imitieren und zu deutlichen Verzögerungen der Operation führen. Der C-Bogen als zweidimensionale Orientierung wird bei dieser Fragestellung als nützlich eingeschätzt und erhält einen *Medical Navigation Level of Trust* von 58. Die CT-basierte Navigation erlaubt eine dreidimensionale Orientierung in dieser Region und erhält eine Bewertung von 72 (Abb. 3).

- *Bestimmung der Mittellinie.* Der Verlauf des Nasenseptums und das Septum intersphenoidale können als Landmarken für die Orientierung in der Mittellinie gebraucht werden. Demgegenüber steht der hohe Anteil von Septen, welche die Mittellinie

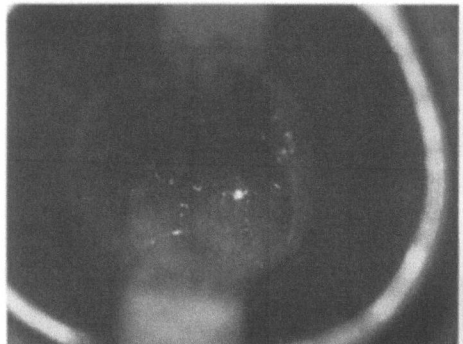 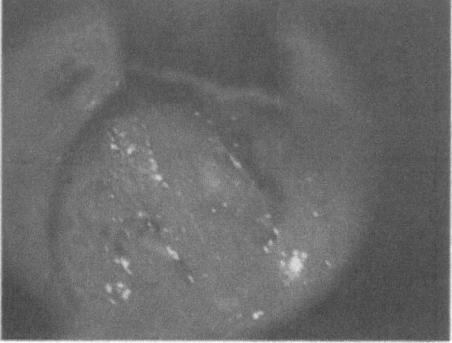

Abb. 4. Intraoperative Darstellung der Keilbeinhöhlenvorderwand (links) und eines lateral ziehenden Septum interspheinoidale beim Blick auf den Sellaboden (rechts)

verlassen und teilweise weit nach lateral verlaufen [8]. Daraus können laterale Sphenoidotomien oder weit laterale Eröffnungen der Keilbeinhöhlenhinterwand mit Gefährdung der A.carotis interna resultieren (Abb. 4). Der C-Bogen kann über den seitlichen Strahlengang keine Hinweise geben. Mit Hilfe des CT-basierten Navigationssytems gelingt eine Darstellung der Mittellinie in axialer und coronaler Schicht in beliebiger Tiefe des OPSitus. In coronaler Ebene ist der Abstand zwischen den Aa.carotis internae ausreichend genau darzustellen. Eine Segmentation kann hier das Vorgehen erleichtern (Abb. 2).

- *Einschätzung des Sellabodens.* Bei der Lokalisation und Eröffnung des Sellabodens (Abb. 4) kann der C-Bogen zur Beurteilung der craniocaudalen Ausdehnung hilfreich sein, zur Frage der lateralen Begrenzung des Sellabodens jedoch keine Information liefern. Die Navigationsassistenz wurde unter 50 bewertet (40). Demgegenüber stehen Bewertungen von 66 bis 88 bei Verwendung des CT-basierten Navigationssystems.
- *Genauigkeit.* Die Genauigkeit der CT-basierten Navigation wurde mit minimal 0 und maximal 3mm im Bereich des Sellabodens angegeben. Bei der Interpretation der Röntgenaufnahmen des C-Bogens geht der Chirurg von einer exakten Abbildung des Operationssitus und damit von einem Fehler von 0 mm aus. Der C-Bogen wurde während der durchschnittlich 65 Minuten andauernden Operationen (Schnitt-Naht- Zeit) im Mittel 3-mal, das CT-basierte Navigationssystem 7-mal benutzt. Die zusätzliche Vorbereitungszeit beträgt beim C-Bogen etwa 10 Minuten/Operation zum Einrichten des Systems. Die CT-basierte Navigation verlangt gegebenenfalls eine Vorbereitung außerhalb des OP-Saales zur präoperativen Planung von etwa 30 Minuten. In jedem Fall ist für das CAS-System eine Zeitspanne zum Aufbau und zur Registrierung des Systems und seiner Komponenten von 15 Minuten nötig. Die Verteilung der Kosten zeigt einen investiven Aufwand von 474 EUR/Fall bei Verwendung des C-Bogens und 1053 EUR/Fall bei Nutzung des CT-basierten Navigationssystems. Zusätzlich entstehen bei dem C-Bogen Kosten an Verbrauchsmaterial in Höhe von EUR 20/Fall (Abdecktücher) und bei dem CT-basierten Navigationssystem von 120 EUR/Fall (Markerkugeln).

Wird der C-Bogen durch die computerassistierte Navigation abgelöst?

Aus unserer Sicht besteht in jedem Fall einer transsphenoidalen Rezidivoperation der Hypophyse der Bedarf an einer intraoperativen Navigationsassistenz, da anatomische Landmarken fehlen. Bei Erstoperationen ist der Einsatz der Navigation bei kleiner Sella, vorgelagerten Siebbeinzellen, Querseptierung der Keilbeinhöhle und starker Deviation des Septum intersphenoidale sinnvoll. Dies ist umso einfacher zu begründen, da die potenziellen Risiken der Operation groß sind und der Aufwand für die verfügbaren Verfahren überschaubar ist.

Philosophieunterschiede: reale und virtuelle Umgebung

Vorteile des C-Bogens sind die intraoperative Datenerhebung und die nahezu uneingeschränkte Wiederholbarkeit der Bildgebung. Es handelt sich um eine Echtzeitnavigation unter Echtzeitbildgebung. Die resultierenden Informationen geben unter den Einschränkungen von Strahlengangsverzerrungen die reale Situation wieder [9, 10]. Demgegenüber ist die CT-basierte Navigation eine Echtzeitnavigation unter kalkulierter Bildgebung. Systembedingt gehen CT-Auflösung, Registrierungsverfahren und versteckte Situsverschiebungen als Fehler in die Darstellung ein [11]. Der Unterschied von resultierenden Informationen (virtuelle Welt) zu realer Welt kann eminent sein. Allerdings haben die langjährigen Erfahrungswerte in der computerassistierten Navigation der endonasalen Nebenhöhlenoperation gezeigt, dass dieser Fehler eingrenzbar ist [12, 5, 11, 13]. Fehlerangaben in der Chirurgie der Nasennebenhöhlen und des Gesichtsschädels bewegen sich in Abhängigkeit der Registrierungsmethoden und der verwendeten Navigationsdaten zwischen 0,2 und 2,5 mm. Mehrere Autoren haben gezeigt, dass mit zunehmender Entfernung der Region of Interest von den Registrierungspunkten oder -flächen ein zunehmender Fehler zu verzeichnen ist [14]. Eigene Messungen an Kadaverpräparaten (350 Messungen pro Region) haben Fehler zwischen 2,5 und 3,0 mm im Bereich der Keilbeinhöhle und der Sella ergeben [Hofer M, Strauss G, in press]. Es stellt sich die Frage, ob mit einem Fehler von bis zu 3,0 mm im Bereich der mittleren Sella überhaupt von einer Assistenz gesprochen werden kann. Unserer Ansicht nach kann dies klar mit ja beantwortet werden. Ist dem Chirurgen der potenzielle Fehler bewusst, so kann er in den von uns untersuchten Situationen regelmäßig von der gelieferten Information profitieren. In Analogie kann auf die Anwendung des Neuromonitoring in der Parotischirurgie verwiesen werden, welches seit Jahren allgemein akzeptiert wird. Bei der Stimulation relativ vom Nerven entfernter Strukturen kann ein Aktionspotenzial erzeugt werden. In Kenntnis der Anatomie und des typischen Äußeren des Nervens wird der Chirurg den Schluss ziehen, dass der Nerv in der Nähe liegt, jedoch nicht zwanghaft die dargestellte Struktur als Nerv definieren. Schließlich wird die Bedeutung der CAS-Navigation auch durch die Beurteilung in dem Medical Navigation Level of Trust zwischen 50 und 88 gestützt. Dies bedeutet, dass die verfügbaren Informationen mindestens den a-priori-Informationen des Chirurgen entsprochen haben (50) oder aber zusätzliche Informationen, die sich als richtig herausgestellt haben, geliefert wurden (Werte >50). Unabhängig von dieser Meinung muss die Reduktion der Systemungenauigkeit Gegenstand zukünftiger Entwicklung sein. Besonders für den Fall einer Aufnahme weiterer Komponenten der Computer-Assistierten-Medizin wie mechatronische Endoskopführungen oder Kontrolle kraftgetriebener Instrumente ist eine Genauigkeit um 1 mm in der *region of interest* zu fordern.

Aufwand und Nutzen

Der C-Bogen ist in seinem Einsatz weniger aufwendig als das CT-basierte Navigationssystem. Die Vorbereitungszeit kann gegenüber dem CAS-System um 30 Minuten/OP geringer sein. Diese Aufbauzeit verlängert in vollem Umfang die Narkosedauer. Zukünftig ist diesbezüglich keine wesentliche Änderung bei den CAS-Systemen zu erwarten. CAS-Systeme sind des Weiteren teuer. Die isoliert betrachteten investiven Kosten/Fall sind mehr als doppelt so hoch als die des C-Bogens. Allerdings wird eine deutliche Preissenkung bei den CAS-Systemen prognostiziert [15]. Das CAS-System kann bereits heute bei weitaus mehr Eingriffen (Nebenhöhlen-, Wirbelsäulen-, Gesichtsschädel-, Hirntumoren-, Extremitätenchirurgie) Verwendung finden, als der C-Bogen. Damit relativiert sich die Kostenbetrachtung zu Gunsten des CAS-Systems. Die Verbrauchsmaterialien sind bei vielen CAS-Systemen zu teuer, um einen wirtschaftlichen Einsatz zu rechtfertigen. In unserer Untersuchung ergibt sich hier die deutliche Diskrepanz zum C-Bogen zwischen 20 EUR zu 120 EUR/Fall. Mittelfristig erwarten wir eine Reduktion der Kosten der Marker. Kosten zur Bildgebung flossen in unsere Betrachtung nicht mit ein. Standard der Selladiagnostik bei Hypophysenadenomen ist heute die MRT. Die CT vermag darüber hinaus knöcherne Strukturen der Schädelbasis, die als Leitstrukturen für den Eingriff bedeutsam sind, abzubilden und wird daher in der Mehrzahl der Fälle ebenfalls vorliegen. Ein für die Navigation geeigneter 3D-Datensatz sollte daher zum Untersuchungsstandard gehören. Wir gehen davon aus, dass ein CT der Schädelbasis routinehaft vor Hypophysenoperation vorliegt und dieses für die Navigation Verwendung finden kann. Aus diesen Gründen hielten wir auch einen Vergleich der Belastungen durch Röntgenstrahlung nicht für sinnvoll. Eine intraoperative Röntgenbelastung findet ausschließlich beim C-Bogen, das CAS-System bietet deutlich mehr Möglichkeiten der intraoperativen Orientierung. Beim transsphenoidalen Zugang zur Hypophyse ist die Notwendigkeit, zu navigieren, auch für erfahrene Chirurgen auf drei sinnvolle Regionen begrenzt: Keilbeinhöhlenvor-

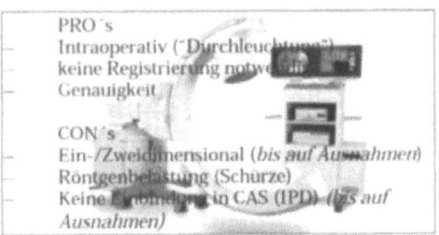

Abb. 5. Vor- und Nachteile des C-Bogens in der transsphenoidalen Hypophysenchirurgie

derwand, Sellaboden und Mittellinienfindung. Der C-Bogen bietet in der gewählten Einsatzform jeweils nur einen seitlichen Strahlengang. Damit sind Orientierungen zur Mittellinie und zur Lage der Carotiden unmöglich. Des Weiteren sind die dargestellten multiplanaren orthogonalen (sagittal, coronar, axial) bzw. perpendikulären Darstellungen des CAS-Systems durch die zugrunde liegenden CT dem C-Bogen-Aufnahmen in der Informationsdichte überlegen. Schwellwerte und Kontraste der CT lassen sich den Bedingungen und Fragestellungen anpassen. Die deutlich besseren Werte der CT-basierten Navigation in dem Medical Navigation Level of Trust sind deshalb verständlich. Besonders wertvoll wird die Assistenz durch das CAS-System am Sellaboden und an der Keilbeinhöhlenvorderwand eingeschätzt. Das CAS-System wird mehr als doppelt so häufig als der C-Bogen zur Navigation eingesetzt. Dies ist aus unserer Sicht auf die gewonnenen

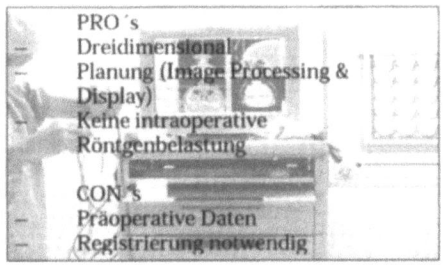

Abb. 6. Vor- und Nachteile des CAS-Systems in der transsphenoidalen Hypophysenchirurgie

Zusatzinformationen, die fehlende intraoperative Röntgenbelastung und auf die einfache und rasch beliebig oft wiederholbare Anwendung zurückzuführen. HNO Chirurgen gingen überproportional in die Bewertung ein. Die generelle Aussage wird dadurch jedoch nicht beeinträchtigt: Das CT-basierte Navigationssystem bietet deutlich mehr Informationen als der C-Bogen bei wichtigen Operationsschritten zur Hypophyse bei ausreichend empfundener Genauigkeit. Zusammengefasst wird dies in Abb. 5 und Abb. 6.

Konsequenz

Aus unserer Sicht kann die intraoperative Bildgebung mittels C-Bogen bei dem transsphenoidalen Vorgehen zur Hypophyse durch ein CT-basiertes Navigationssystem ersetzt werden. Durch die zusätzlichen Informationen besonders im Bereich des Sellabodens und der Intercarotidealregion ist von einer zusätzlichen Sicherheit der CAS-Navigation auszugehen. Im Falle eines Versagens der Navigation (Shift, Drift) kann dies durch Landmarken jederzeit objektiviert werden. In dieser Situation ist der C-Bogen rasch einsetzbar.

Literatur

1. Siegel MB, Hendrix RA (1990) Transphenoidal hypophysectomy: a critical review. Trans Pa Acad Ophthalmol Otolaryngol: 1002-7
2. Bergland RM, Ray BS, Torack RM (1968) Anatomical variations in the pituitary gland and adjacent structures in 225 human autopsy cases. J Neurosurg: 93-99
3. Gondim J, Schops M, Tella OI Jr (2003) Cirurgia endoscopica transnasal da regiao selar: estudo dos primeiros 100 casos. Arq Neuropsiquiatr: 836-41
4. Goldhahn WE, Goldhahn G (1978) Hirntumoren. Johann Ambrosius Barth, Leipzig
5. Rombaux Ph, Ledeghen S, Hamoir M, Bertrand B, Eloy Ph, Coche E, Caversaccio M (2003) Computer assisted surgery and endoscopic endonasal approach in 32 procedures. Acta Otorhinolaryngol Belg: 131-7
6. Kuroki A, Kayama T (2002) Endoscopic approach to the pituitary lesions: contemporary method and review of the literature. Biomed Pharmacother: 158s-164s
7. Straeter O, Woldring VSM, Barbarino M, Skoniezki A, Philipp W (2003) Guidelines for trust in future ATM systems. Brusseles
8. Kopsch Fr (1947) Anatomie des Menschen. G Thieme, Leipzig
9. Cleary K, Stoianovici D, Patriciu A, Mazilu D, Lindisch D, Watson V (2002) Robotically assisted nerve and facet blocks: a cadaveric study. Acad Radiol: 821-5
10. Silit E, Kizilkaya E, Okutan O, Pekkafali Z, Mutlu H, Cinar Basekim C, Fevzi Karsli A (2003) CT fluoroscopy-guided percutaneous needle biopsies in thoracic mass lesions. Eur J Radiol 48: 193-7
11. Schmerber S, Chassat F (2001) Accuracy evaluation of a CAS system: laboratory protocol and results with 6D localizers, and clinical experiences in otorhinolaryngology. Comput Aided Surg: 1-13
12. Hauser R, Westermann B, Probst R (1997) A non-invasive patient registration and reference system for interactive intraoperative localization in intranasal sinus surgery. Proc Inst Mech Eng [H]: 327-34
13. Marmulla R, Hassfeld S, Luth T, Muhling J (2003) Laser-scan-based navigation in cranio-maxillofacial surgery. J Craniomaxillofac Surg: 267-77
14. Van Havenbergh T, Koekelkoren E, De Ridder D, Van De Heyning P, Verlooy J (2003) Image guided surgery for petrous apex lesions. Acta Neurochir (Wien): 737-42
15. Mc Williams A (2003) B 182 Medical Robotics And Computer Assisted Surgery Market

Korrespondenz: Dr. med. G. Strauß, Interdisziplinäre Arbeitsgruppe Bildgestützte Chirurgische Navigation (IGSN), Klinik und Poliklinik für HNO-Heilkunde/Operationen, Universität Leipzig, Liebigstraße 18a, 04103 Leipzig, Deutschland,
e-mail: strg@medizin.uni-leipzig.de

Fluoroskopie-kontrollierte Genauigkeit rahmenloser Neuronavigation beim transsphenoidalen Zugang zu Prozessen der Sellaregion

B. M. Hoelper, F. Soldner und R. Behr

Klinik für Neurochirurgie, Klinikum Fulda,
Akademisches Krankenhaus der Philips Universität Marburg, Fulda, Deutschland

Einleitung

Die Verwendung der Neuronavigation wird häufig bei Zugängen zur Sellaregion beschrieben (Anon, 1998; Brinker et al., 1998; Burkey et al., 1998; Fried et al., 1997; Kajiwara et al., 2003; Kawamata et al., 2002; Kuroki und Kayama, 2002; Mehdorn et al., 2000; Ohhashi et al., 2002; Onizuka et al., 2001; Otori et al., 2001; Rassekh und Nauta, 2003; Walker et al., 2002). Verglichen zur Fluoroskopie stellen Vorteile während des chirurgischen Eingriffs die Verringerung der Strahlenexposition, die Repräsentation anatomischer Landmarken in der mediolateralen Richtung und die Visualisierung anatomischer und pathologischer Strukturen wie Tumoranteile, Gefäße und Hirnnerven dar. Daher ist die Kenntnis über die Genauigkeit von Neuronavigationssystemen für eine sichere klinische Routineanwendung notwendig und wird mit 0,3–4 mm angegeben (Anon, 1998; Brinker et al., 1998; Fried et al., 1997; Kajiwara et al., 2003; Kaus et al., 1997; Muacevic et al., 2000; Ohhashi et al., 2002; Rassekh und Nauta, 2003; Reinges et al., 2000ab; Spetzlger et al., 1995; Steinmeier et al., 2000; Zinreich et al., 1993). Dennoch hängen die zur intraoperativen Navigation verwendeten Daten sehr von der Genauigkeit der präoperativen Registrierung und der Genauigkeit des Bilddatensatzes ab (Steinmeier et al., 2000). Trotz aller Versuche, die Fehlerquellen der Ungenauigkeiten zu reduzieren bleibt für jede einzelne Operation weiterhin der Unsicherheitsfaktor einer möglichen ungenauen Navigation trotz hoher technischer Genauigkeit. Daher untersucht diese Studie die Genauigkeit eines passiven rahmenlosen Navigationssystems in der Sellaregion, indem anatomische Landmarken in der Navigation und der Fluoroskopie dargestellt und deren Abweichung voneinander gemessen wird.

Methoden

Zwölf Patienten (6 Männer, 6 Frauen, mittleres Alter 57 Jahre) mit Raumforderungen im Bereich der Sellaregion wurden prospektiv in diese Studie aufgenommen. Als Zugangsweg wurde bei allen Patienten ein transsphenoidaler Zugang gewählt. Sechs Marker wurden bifrontal in halbmondförmiger Anordnung an der Kopfhaut aufgeklebt. Anschließend wurden bei allen Patienten zwei 3D MRT Datensätze erhoben (1,5 Tesla MRT Scanner Gyroscan ACS-NT, Philips Medical Systems, Eindhoven, NL): eine T_1 Gradienten Echo (TE = 4,6, TR = 20, + Gd) und eine T_2 Turbo Spin-Echo (TE = 120, TR = 2416) gewichte MRT Sequenz. Die Bilddaten wurden zur Navigationsplanungsstation übertragen (BrainLAB VectorVision$_2$, BrainLAB AG, Heimstetten, Germany) und beide MRT Datensätze mittels einer Bildfusionssoftware fusioniert (VectorVision$_2$, Image-Fusion Version 1.18ß137, BrainLAB AG, Heimstetten, Germany). Die Position der Marker wurde automatisch von der Software selektiert und manuell kontrolliert. Für die Registrierung der Marker wurde ihre Position im T_2-Datensatz verwendet.

Nach Fixierung des Kopfes in einer Mayfieldhalterung wurden die Marker vom Navigationssystem registriert. Anschließend wurde das Fluoroskopiegerät (GE Series 9600) linear zur vorderen Schädelbasis in sagittaler Ansicht angebracht. Nach operativer Darstellung des Sinus sphenoidalis wird mit einem Pointer der vordere und hintere Rand der Keilbeinhöhle markiert und zeitgleich eine Bildschirmkopie der Navigation und der Durchleuchtung durchgeführt. Die Distanz des identischen Punktes zwischen Neuronavigation und Fluoroskopie wurde zur weiteren Auswertung gemessen.

Ergebnisse

Die präoperative Registrierungsgenauigkeit liegt bei 1,8 mm (Mittelwert) und bei allen Fällen unter 2,5 mm. Bei zwei Patienten konnte die hintere Begrenzung des Sinus sphenoidalis nicht genau identifiziert werden, da angrenzender Knochen die Schädelbasis in der Fluoroskopie-Ansicht überdeckte. In den restlichen 9 Patienten wurde die Abweichung der Neuronavigation und Fluoroskopie an der Hintergrenze der Keilbeinhöhle gemessen, während dies bei allen 12 Patienten für die vordere Begrenzung der Keilbeinhöhle möglich war. In diesem Bereich betrug die mittlere Abweichung zwischen Neuronavigation und Fluoroskopie in anterior-posterior Richtung $2,91 \pm 1,77$ mm (Maximum 5,85 mm), in medio-lateraler Richtung $1,83 \pm 1,11$ mm (Maximum 4,05 mm), und die Euklidische Distanz betrug 3,45 mm ± 1,76 mm. Die maximale Euklidische Distanz zwischen beiden Bilddatensätzen betrug 7,12 mm. An der Hinterkante der Keilbeinhöhle (n = 9) konnte eine mittlere Abweichung der anatomischen Landmarke zwischen beiden Bilddatensätzen in anterior-posterior Richtung von $2,35 \pm 2,20$ mm (Maximum 7,88 mm) und in medio-lateraler Richtung von $2,38 \pm 1,62$ mm (Maximum 5,85 mm) gemessen werden. Die euklidische Distanz betrug im mittel 3,60 mm ± 2,33 mm und war maximal 8,08 mm. Kein signifikanter Unterschied konnte zwischen den Differenzen der vorderen und hinteren Begrenzung der Keilbeinhöhle gezeigt werden. Die präoperative Registrierungsgenauigkeit korrelierte nicht zur Differenz der Landmarken in der Keilbeinhöhle.

Diskussion

Technische Fehler und Artefakte können in der MRT bedingt durch Suszeptibilitätsartefakte und chemische Shiftartefakte nicht unerheblich sein (Oehler et al., 1995; Port und Pomper, 2000; Sakurai et al., 1992). Zusätzlich schränkt die Voxelgröße des MRT (in dieser Studie $0,45 \times 0,45 \times 1,7$ mm) die geometrische Auflösung ein. Auch kann die Bildfusion die Genauigkeit der verwendeten Datensätze einschränken, da sich der navigierte vom registrierten Datensatz unterscheiden kann. Die Genauigkeit des hier verwendeten Algorithmus ist jedoch sehr genau (Hoelper et al., 2003) und dadurch eine mögliche Abweichung in dieser Studie nur gering. Die Registrationsgenauigkeit unter 2,5 mm ist ausreichend, bedeutet jedoch nicht eine hohe Landmarkengenauigkeit, da der berechnete Wert der Registrierungsgenauigkeit (mittlere quadratische Fehler aller Markerregistrierungen) von der Navigationssoftware berechnet wird und selbst eine Registrierungsgenauigkeit von 0 mm nicht eine 1:1 Übereinstimmung bedeutet. Daher sollte dieser Wert entgegen einiger Literaturstellen (Rassekh und Nauta, 2003; Wolfsberger et al., 2002) nicht als Genauigkeit der Navigation interpretiert werden. Auch die Erkennung der identischen anatomischen Landmarke in dem Neuronavigationsdatensatz und der Fluoroskopie kann ungenau sein. Allerdings konnten die Landmarken nach unserer Erfahrung gut identifiziert werden und daher halten wir die Methode in dieser Studie für sehr präzise. Bei drei Patienten war der Hinterrand der Keilbeinhöhle nicht klar erkennbar, diese Patienten wurden daher nicht für diesen Messpunkt berücksichtigt.

Über die tatsächliche anatomische Genauigkeit von Navigationssystemen in der Sellaregion ist wenig bekannt. Burkey et al. (1998) beschrieben bei acht Patienten eine Navigationsgenauigkeit von unter 1 mm verglichen zur Fluoroskopie (ACU-STAR I System mit Schraubmarken). Allerdings wurde nicht erwähnt, wie in der Studie die Genauigkeit gemessen wurde. Ohhashi und Mitarbeiter (Ohhashi et al., 2002) beobachteten eine Abweichung von 2 mm, allerdings ebenfalls ohne genaue Erklärung der Überprüfungsmethoden. Ähnliche Ergebnisse von unter 2 mm wurden von Kajiwara et al. (2003) erfasst. Eine weitere Arbeitsgruppe verwendete die Messung anatomischer Landmarken in allen drei unterschiedlichen Dimensionen und fanden eine Genauigkeit von 1,6 ± 0,6 mm (Lasio et al., 2002). Muacevic et al. (2000) verglich die Markerposition im Situs zu der Anzeige auf dem Navigationssystem und beschrieb eine Abweichung von 4,05 ± 3,62 mm, während im Phantommodell des gleichen Autors eine Abweichung von nur 1,45 ± 0,99 mm beschrieben wurde. Veres et al. (2001) konnten keinen signifikanten Shift zwischen Neuronavigation und Fluoroskopie während transoraler Chirurgie in der oberen HWS bei drei Patienten erkennen. In einer Kadaverstudie fanden Brinker et al. (1998) eine echte Abweichung von 0,67 ± 0,2 mm bis 0,71 ± 0,37 mm durch Messung der Abweichungen zu im Kadaver eingesetzten Titanschrauben. Entsprechend hat keine Studie die anatomischen Landmarken zwischen Navigation und Fluoroskopie erfasst. Unsere Daten zeigen eine Abweichung von 3,45 ± 1,84 mm bis 3,60 ± 2,33 mm zwischen realen anatomischen Daten und virtuellen Navigationsdaten. Werden Schädelschrauben in Kadaverstudien verwendet (Anon, 1998; Brinker et al., 1998; Reinges et al., 2000b), so wird eine hohe Genauigkeit von 0,35 – 0,9 mm erreicht. Bei aufklebbaren Markern können durch Hautbzw. Markerverschiebungen während der Bilddatenerhebung sowie vor und während der Registrierung höhere Ungenauigkeiten auftreten. Auch die Datensatzmodalität kann entscheidend sein: Steinmeier et al. (2000) beschrieb bei einem Plexiglas-Phantommodell einen technischen Lokalisationsfehler von 1,59 ± 0,29 mm bei Verwendung eines CT-Datensatzes und 3,86 ± 2,19 mm bei MRT-Datensätzen. Diese Daten entsprechen den Messungen in dieser Studie und zeigen, dass (1) die MRT im Vergleich zum CT eine ungenauere Bilddatensätze zum navigieren liefert und (2) auch bei optimalen Bedingungen im Phantommodell geringe Ungenauigkeiten von Navigationssystemen nicht vermieden werden können. Die beschriebenen Vorteile von Navigationssystemen in der Sellaregion (Burkey et al., 1998; Kajiwara et al., 2003; Kawamata et al., 2002; Kuroki und Kayama, 2002; Lasio et al., 2002; Ohhashi et al., 2002; Otori et al., 2001; Walker et al., 2002) sind die anatomische Repräsentation in der mediolateralen Richtung im Gegensatz zur Fluoroskopie, die nur die sagittale Darstellung in der Standardausrichtung erzeugen kann.

Insgesamt wird nach unserer Meinung für die Zugangsplanung zur Sellaregion die Neuronavigation nicht benötigt, ist allerdings zur Darstellung der lateralen Ränder hilfreich. Allerdings muss eine Ungenauigkeit von 3–4 mm auch bei sehr guter Registrierungsgenauigkeit immer mitberücksichtigt werden.

Literatur

Anon J (1998) Computer-aided endoscopic sinus surgery. Laryngoscope 108: 949-961

Brinker T, Arango G, Kaminsky J, Samii A, Thorns U, Vorkapic P, Samii M (1998) An experimental approach to image guided skull base surgery employing a microscope-based neuronavigation system. Acta Neurochir 140: 883-9

Burkey BB, Speyer MT, Maciunas RJ, Fitzpatrick JM, Galloway RL jr, Allen GS (1998) Sublabial, transseptal, transsphenoidal approach to the pituitary region guided by the ACUSTAR I system. Otolaryngol Head Neck Surg 118: 191-4

Fried M, Kleefeld J, Gopal H, Reardon E, Ho B, Kuhn F (1997) Image-guided endoscopic surgery: results of accuracy and performance in a multicenter study using an electromagnetic tracking system. Laryngoscope 107: 594-601

Hoelper BM, Soldner F, Lachner R, Behr R (2003) Enhanced accuracy of MRI image fusion by defining a volume of interest. Neuroradiology 45 (11): 804-809

Kajiwara K, Nishizaki T, Ohmoto Y, Nomura S, Suzuki M (2003) Image-guided transsphenoidal surgery for pituitary lesions using Mehrkoordinaten Manipulator (MKM) navigation system. Minim Invasive Neurosurg 46: 78-81

Kaus M, Steinmeier R, Sporer T, Ganslandt O, Fahlbusch R (1997) Technical accuracy of a neuronavigation system measured with a high-precision mechanical micromanipulator. Neurosurgery 41: 1431-1437

Kawamata T, Iseki H, Shibasaki T, Hori T (2002) Endoscopic augmented reality navigation system for endonasal transsphenoidal surgery to treat pituitary tumors: technical note. Neurosurgery 50: 1393-7

Kuroki A, Kayama T (2002) Endoscopic approach to the pituitary lesions: contemporary method and review of the literature. Biomed Pharmacother 56 [Suppl 1]: 158-164

Lasio G, Ferroli P, Felisati G, Broggi G (2002) Image-guided endoscopic transnasal removal of recurrent pituitary adenomas. Neurosurgery 51: 132-136

Mehdorn HM, Schrader B, Nabavi A, Hempelmann R (2000) Neuronavigation in the region of the skull base. Laryngorhinootologie 79: 404-11

Muacevic A, Uhl E, Steiger HJ, Reulen HJ (2000) Accuracy and clinical applicability of a passive marker based frameless neuronavigation system. J Clin Neurosci 7: 414-8

Oehler MC, Schmalbrock P, Chakeres D, Kurucay S (1995) Magnetic susceptibility artifacts on high-resolution MR of the temporal bone. AJNR Am J Neuroradiol 16: 1135-1143.

Ohhashi G, Kamio M, Abe T, Otori N, Haruna S (2002) Endoscopic transnasal approach to the pituitary lesions using a navigation system (InstaTrak system): technical note. Minim Invasive Neurosurg 45: 120-3

Onizuka M, Tokunaga Y, Shibayama A, Miyazaki H (2001) Computer-assisted neurosurgical navigational system for transsphenoidal surgery-technical note. Neurol Med Chir 41: 565-8

Otori N, Haruna S, Kamio M, Ohashi G, Moriyama H (2001) Endoscopic transethmosphenoidal approach for pituitary tumors with image guidance. Am J Rhinol 15: 381-6

Port JD, Pomper MG (2000) Quantification and minimization of magnetic susceptibility artifacts on GRE images. J Comput Assist Tomogr 24: 958-964

Rassekh CH, Nauta HJ (2003) Passive marker computer-aided sinonasal and cranial base surgery: observations from a learning curve. Ann Otol Rhinol Laryngol 112: 45-51

Reinges MH, Krings T, Nguyen HH, Hans FJ, Korinth MC, Holler M, Kuker W, Thiex R, Spetzger U, Gilsbach JM (2000a) Is the head position during preoperative image data acquisition essential for the accuracy of navigated brain tumor surgery? Comput Aided Surg 5: 426-32

Reinges MH, Krings T, Nguyen HH, Kuker W, Spetzger U, Rohde V, Hutter BO, Thron A, Gilsbach JM (2000b) Virtual pointer projection of the central sulcus to the outside of the skull using frameless neuronavigation – accuracy and applications. Acta Neurochir 142: 1385-9

Sakurai K, Fujita N, Harada K, Kim SW, Nakanishi K, Kozuka T (1992) Magnetic susceptibility artifact in spin-echo MR imaging of the pituitary gland. AJNR Am J Neuroradiol 13: 1301-1308

Spetzlger U, Laborde G, Gilsbach J (1995) Frameless neuronavigation in modern neurosurgery. Minim Invas Neurosurg 38: 163-166

Steinmeier R, Rachinger J, Kaus M, Ganslandt O, Huk W, Fahlbusch R (2000) Factors influencing the application accuracy of neuronavigation systems. Stereotact Funct Neurosurg 75: 188-202

Veres R, Bago, A, Fedorcsak I (2001) Early experiences with image-guided transoral surgery for the pathologies of the upper cervical spine. Spine 26: 1385-8

Walker DG, Ohaegbulam C, Black PM (2002) Frameless stereotaxy as an alternative to fluoroscopy for transsphenoidal surgery: use of the InstaTrak-3000 and a novel headset. J Clin Neurosci 9: 294-7

Wolfsberger S, Rossler K, Regatschnig R, Ungersbock K (2002) Anatomical landmarks for image registration in frameless stereotactic neuronavigation. Neurosurg Rev 25: 68-72.

Zinreich S, Tebo S, Long D, Brem H, Mattox D, Loury M, Vander Kolk C, Koch W, Kennedy D, Bryan R (1993) Frameless stereotaxy integration of CT imaging data: accuracy and initial applications. Radiology 188: 735-742

Korrespondenz: Dr. B. M. Hoelper, Klinik für Neurochirurgie, Pacelliallee 4, 36043 Fulda, Deutschland, e-mail: hoelper@online.de

Interdisziplinäre Navigation an der Schädelbasis

C. R. Wirtz[1], S. Haßfeld[2], A. Dietz[3], M. M. Bonsanto[1], A. Aschoff[1], H. H. Steiner[1], R. Metzner[1] und V. M. Tronnier[1]

[1] Neurochirurgische Klinik,
[2] Klinik für Mund-Kiefer-Gesichtschirurgie,
[3] Hals-Nasen-Ohren Klink, Universitätsklinikum Heidelberg, Deutschland

Einleitung

Läsionen der vorderen und mittleren Schädelbasis mit intra- und extrakranieller Ausdehnung in die Spalträume der Schädelbasis stellen eine besondere chirurgische Herausforderung dar. Die häufig recht ausgedehnten Prozesse haben oft innige Beziehungen zu vitalen vaskulären und nervalen Strukturen, die eine radikale Operation schwierig machen und mit einer hohen Morbidität belasten. Dies gilt in besonderem Maß für Prozesse, die anatomische und damit auch fachspezifische Grenzen überschreiten, wodurch ein interdisziplinäres Vorgehen sinnvoll sein kann. Es sollte untersucht werden, inwieweit die intraoperative Navigation, die in den kopfchirurgischen Fächern der Neuro-, HNO- und MKG-Chirurgie zunehmend eingesetzt wird [2, 4, 7, 8] auch bei diesen interdisziplinären Operationen eine sinnvolle Methode zur intraoperativen Orientierung darstellt.

Methoden

Insgesamt wurden im Untersuchungszeitraum ca. 250 navigierte Schädelbasis-Operationen durchgeführt, von denen bei 43 Operationen ein interdisziplinäres Vorgehen mit Beteiligung der Neuro-, MKG- und/oder HNO-Chirurgie gewählt wurde. Die Läsionen lagen alle im Bereich der vorderen und mittleren Schädelbasis und bestanden aus 16 Meningeomen, 5 adenoidzystischen Karzinomen, 4 Ästhesioneuroblastomen, 4 fibrösen Dysplasien, 3 Chordome, 2 Basaliomen, 2 Mukozelen und 7 anderen. Als Zugänge wurden neben bifrontalen und pterionalen Trepanationen, Orbitozygomatische und transfaciale Zugänge verwendet. Zur Navigation wurden Arm/Pointer-Systeme (Viewing Wand, ISG; OAS, OTS Radionics und SPOCS, Aesculap), das MKM-Mikroskop (Zeiss) und andere navigierte Pointer-Systeme mit Anbindung des OP-Mikroskops (SNN und Stryker) verwendet. Außer dem MKM mit einer motorgesteuerten Führung und den mechanischen Gelenkarmen (Viewing Wand, OAS) waren alle anderen optische Systeme mit aktiver Infrarot-LED Technik. Alle Patienten wurden zur Lagerung vor der Referenzierung in die Sugita® Kopfhalterung eingespannt. An der Kopfhalterung wurden die Gelenkarme bzw. Referenzrahmen der optischen Systeme angebracht. Zu einem möglichst frühen Zeitpunkt, meist vor der Trepanation wurden am Knochen intraoperative Landmarken zur Überprüfung der Genauigkeit und Möglichkeit der Rereferenzierung bei Verschiebungen angebracht. Neben technischen Aspekten der Navigation wie der Registrierungsgenauigkeit wurde die intraoperative Verwendung und Einschätzung der Operateure hinsichtlich der Nützlichkeit der Navigation ermittelt.

Ergebnisse

Die mittlere Abweichung der Referenzierung der Navigation betrug 2,1 ± 0,7 mm gemessen als RMS = Root mean square error, der vom Navigationssystem berechnet wird und einen Anhaltspunkt für die Navigationsgenauigkeit darstellt. Dabei fanden sich keine signifikanten Unterschiede zwischen den Navigationssystemen (Arm/Pointer n = 14, 2,2 ± 0,6 mm; MKM n = 13, 2,0 ± 0,5 mm; navigiertes Mikroskop n = 16, 2,2 ± 0,9 mm). Lediglich bei der Registrierung über präoperativ implantierte Schraubmarker konnte eine Genauigkeit von deutlich unter 2 mm erreicht werden [3]. Bei den Systemen ohne Referenzierungsrahmen (MKM, SPOCS) wurde bei Positionsänderungen des Patienten z.B. durch Tischverstellung eine erneute Referenzierung anhand der intraoperativen Landmarken am Knochen notwendig. Bei drei Eingriffen kam es zu einer Verschiebung des Kopfes in der Kopfhalterung, die auf die gleiche Weise ausgeglichen werden konnte. Eine deutliche Verschlechterung der Navigationsgenauigkeit durch intraoperative Gewebsverlagerungen konnte im Bereich der knöchernen Schädelbasis nicht festgestellt werden, so dass zum Ende der Operationen eine ausreichende Genauigkeit vorhanden war. Bei allen Eingriffen wurde die Navigation bereits während der Vorbereitung der Daten zur Wahl und Planung des Zuganges verwendet, was allerdings nur in 50% der Fälle auch interdisziplinär stattfand. Die intraoperative Navigation wurde durchwegs als ausgesprochen hilfreich zur Orientierung bewertet und es kam in keinem Fall zu negativen Auswirkungen durch die Verwendung der Navigation. In über 80% der Operationen wurden die Daten der Navigation interdisziplinär zur Diskussion des weiteren operativen Vorgehens eingesetzt. Während die Operateure das armbasierte System als teilweise hinderlich empfanden und das MKM mehrfach nur schwierig einzusetzen war, wurde die Möglichkeit des Wechsels zwischen Mikroskop- und Pointer-Navigation als sinnvoll hervorgehoben.

Diskussion

Von Autoren der verschiedenen an der Schädelbasischirurgie beteiligten Fachgebiete wird die Navigation als hilfreich und sicherheitssteigernd bewertet [1, 5, 6]. Dabei werden vor allem in der Schädelbasischirurgie hohe Anforderungen an die Genauigkeit der Navigation gestellt. Die hier erreichte Genauigkeit von 2,1 mm ist für eine intraoperative Orientierung aus unserer Sicht ausreichend, sollte aber vor Operationsbeginn durch Korrelation mit der Anatomie überprüft und intraoperativ anhand anatomischer Landmarken immer wieder kontrolliert werden. Eine oft geforderte Genauigkeit von 1 mm scheint in der Routineanwendung unrealistisch bzw. ist nur mit der Verwendung von Knochenfixierten Schraubmarkern mit entsprechend hohem Aufwand und hoher Invasivität erreichbar [3, 9]. Durch die fehlende Weichteilverschiebung stellt die Schädelbasischirurgie eine ideale Anwendung für die Navigation dar, die hier nahezu eine Echtzeit-Methode darstellt. Lediglich bei größerer intrakranieller Ausdehnung der Läsionen spielt „brain-shift" eine Rolle, was aber durch die meist gute Abgrenzbarkeit zum Hirngewebe wieder relativiert wird.

Die zur Erreichung einer ausreichenden Genauigkeit notwendige Fixierung der Patienten wurde vor allem von HNO- und MKG-chirurgischer Seite als störend angesehen, ebenso wie die ungewohnte Verwendung des MKM-Mikroskops. Hinsichtlich der Systembeurteilung wurden die armbasierten Systeme von allen Operateuren als teilweise hinderlich empfunden. Diese sind inzwischen aber ohnehin von den optischen Systemen ersetzt worden, die eine erheblich höhere Flexibilität aufweisen. Allerdings besteht hier die Notwendigkeit der direkten Sichtverbindung zwischen Kamera und Operationsfeld. Dies stellt mitunter ein Problem dar, welches aber meist durch geschickte Kamerapositionierung vermieden werden kann. Die Möglichkeit des Wechsels zwischen Mikroskop- und Pointernavigation wurde als besonders hilfreich empfunden, da unterschiedliche Operationsphasen einen Wechsel zwischen den Fachgebieten und auch zwischen mikro- und makrochirurgischer Vorgehensweise erforderlich machen. So scheint ein primär neurochirurgisches

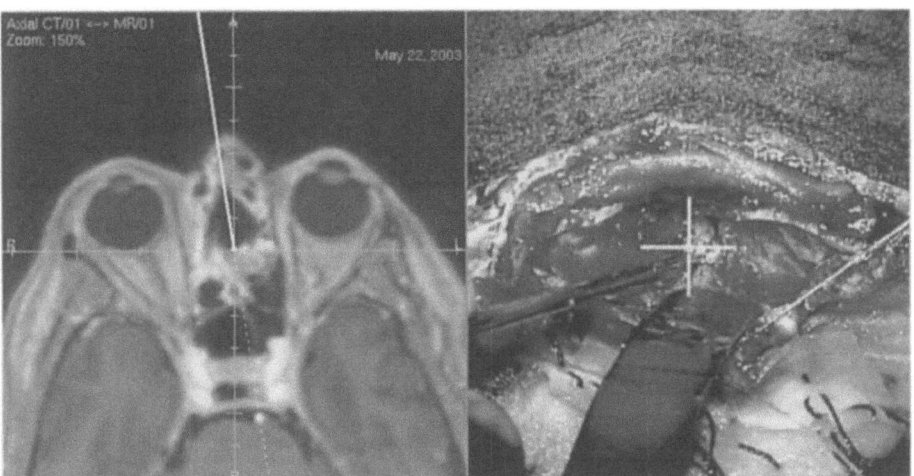

Abb. 1. Exemplarische Falldarstellung: 66-jährige Patientin, vor 8 Jahren OP eines Adenoidzystischen Ca. der Frontobasis und postoperativer Radiatio mit 54 Gy, Rezidiv-OP vor 4 Jahren. Jetzt bei erneutem Rezidiv mit intra- und extrakranieller Ausdehnung Planung einer interdisziplinären Operation mit Navigation. Resektion des intrakraniellen Anteiles primär durch die Neurochirurgie über eine bifrontale Freilegung. Nach Ausschneiden der infiltrierten Dura erfolgt der liquordichte Verschluss mit einem freien Galea-Periost-Patch. Auf dem Navigationsbildschirm wird das Videobild aus dem Mikroskop im rechten Bildausschnitt eingeblendet. Korrespondierend ist links die Lokalisation der aktuellen Position des Fokuspunktes des Operationsmikroskops auf dem MRT-Datensatz zu erkennen

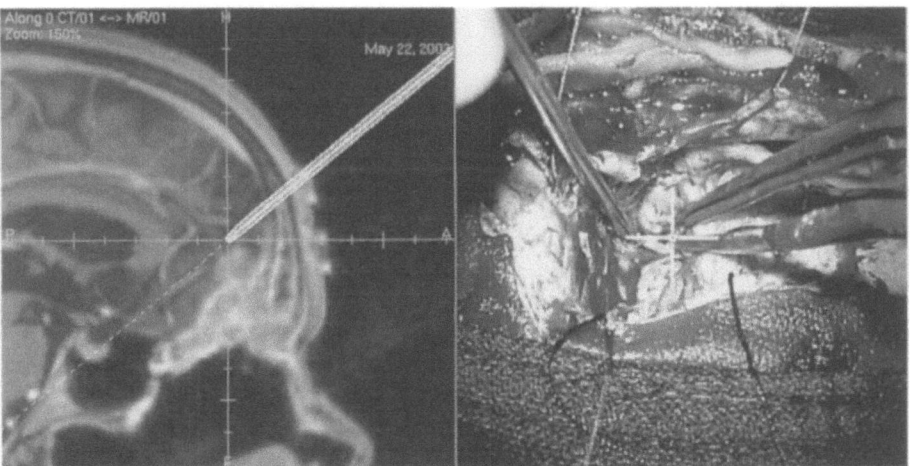

Abb. 2. Weiter fortgeschrittene Situation der Operation aus Abb.1. Hier erfolgt die Resektion der Tumoranteile in den Siebbeinzellen und der Nasenhaupthöhle durch die HNO, wobei weitgehend makroskopisch vorgegangen wird. Hilfreich ist die Navigation hier vor allem bei der Übergabe der Operation und zum Auffinden versteckter Tumoranteile hinter scheinbar intakten knöchernen Oberflächen, wodurch ein schonenderes Vorgehen ermöglicht wird

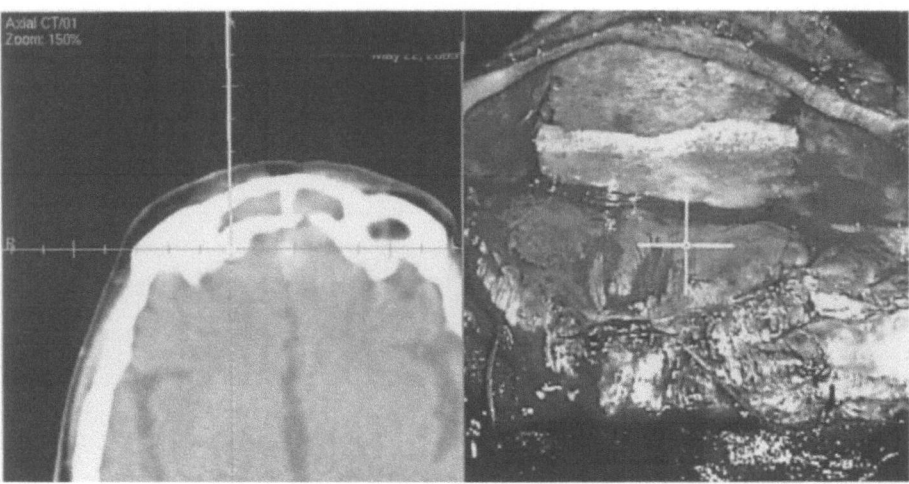

Abb. 3. Nachdem der Tumor soweit wie möglich bzw. geplant reseziert worden ist, erfolgt die Rekonstruktion der knöchernen Schädelbasis mit Spaltknochen aus der frontalen Kalotte. Danach wird die Schädelbasis noch mit einem gestielten, von frontal her eingeklappten Periostlappen abgedeckt

Vorgehen mit navigationsgestützter Resektion der intraduralen Tumoranteile und anschließender Duraplastik bei einer nennenswerten intrakraniellen Ausdehnung der Läsion auch aus Sterilitätsgründen sinnvoll. Auf diese Weise kann navigationsgestützt in interdisziplinärer Absprache eine genau definierte Resektion erfolgen und der Liquorraum verschlossen werden, bevor die weitere Resektion im HNO- oder MKG-Bereich erfolgt (siehe Fallbeispiel Abb. 1–3). Hier ist die Navigation besonders bei einer Übergabe der weiteren Operation an einen Operateur aus dem jeweils anderen Fachgebiet hilfreich um die bisher durchgeführten und weiter geplanten Operationsschritte auch bei gemeinsamen Vorgehen zu besprechen.

Schlussfolgerung

Für interdisziplinäre Eingriffe an der Schädelbasis bei Prozessen, welche die Grenzen der jeweiligen Fachgebiete überschreiten ist die Neuronavigation ein wertvolles Hilfsmittel zur gemeinsamen Operationsplanung und Ausführung. Es scheint dabei nicht sinnvoll die Hilfestellung der Navigation zu Nutzen um das eigene Operationsgebiet in den Bereich des jeweils anderen Faches auszudehnen, sondern die Navigation bietet hier eher eine Plattform um die fachspezifischen Sichtweisen den jeweils fachfremden Operateuren zu erläutern und so die Effektivität der gemeinsamen Operation zum Nutzen der Patienten zu erhöhen.

Literatur

1. Ecke U, Khan M, Maurer J, Boor S, Mann WJ (2002) Intraoperative Navigation in der Chirurgie der Nasennebenhöhlen und der vorderen Schädelbasis Fehlerquellen und Störfaktoren. HNO 50: 928-934
2. Freysinger W, Gunkel AR, Bale R, Vogele M, Kremser C, Schon G, Thumfart WF (1998) Three-dimensional navigation in otorhinolaryngological surgery with the viewing wand. Ann Otol Rhinol Laryngol 107: 953-958
3. Hassfeld S, Mühling J (2000) Comparative examination of the accuracy of a mechanical and an optical system in CT and MRT based instrument navigation. Int J Oral Maxillofac Surg 29: 400-407
4. Hassfeld S, Mühling J (2001) Computer assisted oral and maxillofacial surgery – a review and an assessment of technology. Int J Oral Maxillofac Surg 30: 2-13

5. Hassfeld S, Zöller J, Albert FK, Wirtz CR, Knauth M, Mühling J (1998) Preoperative planning and intraoperative navigation in skull base surgery. J Craniomaxillofac Surg 26: 220-225
6. Heermann R, Mack KF, Issing PR, Haupt C, Becker H, Lenarz T (2001) Schädelbasischirurgie mit einem optoelektrischen Navigationssystem. HNO 49: 1019-1025
7. Heermann R, Schwab B, Issing PR, Haupt C, Hempel C, Lenarz T (2001) Image-guided surgery of the anterior skull base. Acta Otolaryngol 121: 973-978
8. Wirtz CR, Knauth M, Hassfeld S, Tronnier VM, Albert FK, Bonsanto MM, Kunze S (1998) Neuronavigation – first experiences with three different commercially available systems. Zentralbl Neurochir 59: 14-22
9. Wirtz CR, Tronnier VM, Bonsanto MM, Knauth M, Staubert A, Albert FK, Kunze S (1997) Image-guided neurosurgery with intraoperative MRI: update of frameless stereotaxy and radicality control. Stereotact Funct Neurosurg 68: 39-43

Korrespondenz: Dr. C. R. Wirtz, Neurochirurgische Klinik, Universitätsklinikum Heidelberg, Im Neuenheimer Feld 400, 69120 Heidelberg, Deutschland,
e-mail: Rainer.Wirtz@med.uni-heidelberg.de

The role of image fusion in diagnostic imaging for stereotactic neurosurgery and radiosurgery/stereotactic radiotherapy

K. Hamm[1], R. Aschenbach[2], M. Schmücking[3], G. Surber[1], G. Kleinert[1], St. Basche[2], and R. P. Baum[3]

[1] Department for Stereotactic Neurosurgery and Radiosurgery, and
[2] Institute for Diagnostic Imaging, Helios Klinikum, Erfurt, and
[3] Clinic for Nuclear Medicine/PET Centre, Zentralklinik Bad Berka, Germany

In general, image fusion quality depends on the used data sets being determined by the performance of the imaging systems resp. the scan protocols. Powerful image fusion systems are capable to superimpose various CT and MRI data sets, in some cases PET, SPECT and fMRT data sets, too [5, 6, 7, 9, 13]. The respective data sets must be acquired in accordance to the software requirements and transferred lossless to the workstation via LAN or by means of a CD-ROM.

There are different image fusion algorithms based on a partial or fully automatic way:

1. Object pairs (e.g. contoured ventricle, right + left bulbus oculi)
2. Landmarks (e.g. vessel junctions)
3. Grey level (mutual information algorithm)
4. Marker localisation (stereotaxy, marker modules)

The choice of the fusion software to be used depends on the accuracy level required for the respective application. For diagnostics and treatment of brain lesions an accuracy of ± 1 mm is needed.

The Novalis system [1, 4, 14] from BrainLAB offers a fully automatic, 3-dimensional image fusion based on the mutual information algorithm. Thereby the algorithm is run several times iteratively.

In our centre the image resolution is being optimised through 1 mm MRI image slice width with sufficient low contrast resolution, and a CT slice width of 1.25 mm (both with no gap and 512^2 matrix). This is resulting in a voxel geometry of $1.25 \times 0.75 \times 0.75$ mm that meets the submillimetric accuracy requirements for stereotaxy. Thereby the pre-conditions for a precise image fusion can be considered as accomplished.

The data sets are transferred to the planning workstation via LAN.

The automatic image fusion lasts approx. 1–2 minutes and can be corrected manually upon visual inspection. According to our experiences of more than 1000 fusions the accuracy of the automatic image fusion needs no correction in most of the cases. Millimetric slices without movement artefacts enable an accurate automatic image fusion. Even the automatic fusion of partial volumes covering the region of interest (e.g. 20..30 slices with SW = 1 mm) works sufficiently. In some of these cases it might become necessary to roughly correlate the considered volumes manually before starting the automatic fusion.

If data sets with slice widths between 3 and 5 mm are fused (manually or automatically), the precision level is cut back. Grosu et al. [5] published an accuracy of 2.4 mm (stand. dev. 0.5 mm) of BrainLAB's automatic image fusion using 2 mm MRI slices and 2.4 mm PET slices.

Therapy planning for stereotactically guided or neuronavigated operations and stereotactic conformal radiation treatments (radiosurgery/stereotactic radiotherapy)

For stereotactic treatment planning the use of image information of all relevant modalities is very important. An accurate image fusion is supporting this intention [2, 5, 6, 8, 9, 11].

For all patients a full MRI data set (high resolution, 170 slices, slice width 1 mm) is fused onto a stereotactic CT data set (high resolution, 128 slices, slice width 1.25 mm) enabling an accurate target point determination resp. target volume definition [10, 15, 16]. In this way the invasive access for a stereotactic operation under bypassing the organs at risk can be planned, simulated and calculated slice by slice on the planning workstation. Neuronavigation offers a safe orientation in cases with the lesion in the precentral brain.

Especially for skull base tumours the image informations from MRI and CT add up to a micro-anatomical/-pathological general view. This eases access planning for stereotactic biopsies resp. enables the contouring of the target volume and radiation sensitive organs at risk for stereotactic radiation treatment planning (Fig. 1). PET as a metabolic imaging facility can contribute to the differentiation of scarred changes after operations, radiation effects after radiation treatments, surrounding edema and active tumour growth for gliomas (especially WHO grade II) and should therefore be involved into image fusion [5, 6, 11, 13].

For radiosurgery planning of arteriovenous malformations (AVM) angiographic projections in A-P and lateral direction with attached head ring and localiser box are needed.

Follow-up monitoring before and after treatment

With today's fusion software, various CT, MRI, PET and SPECT data sets can be fused [5, 6, 7, 8, 9, 11, 13]. The data trans-

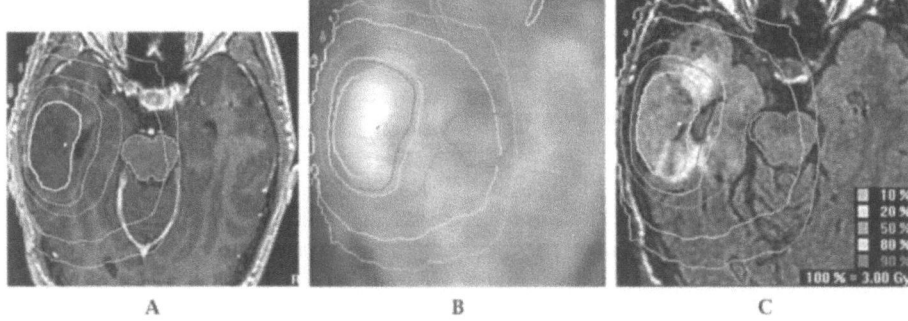

Fig. 1. Image fusion for stereotactic radiotherapy planning (15× 3 Gy). Pat.St.D.(25), astrocytoma II-rec. left temporoparietal, 1999 resected, speech disturbance attacks. → axial slice of isodose plan with fused MRI-T1contrast, 1.0 mm, slices (**A**), F-18-FET-PET, 3.4 mm slices (**B**) and MRI-Flair, 2 mm slices (**C**) used for precise definition of active tumor = target volume (thicker orange line) – 90% isodose covered tumor plus 2–3 mm margin

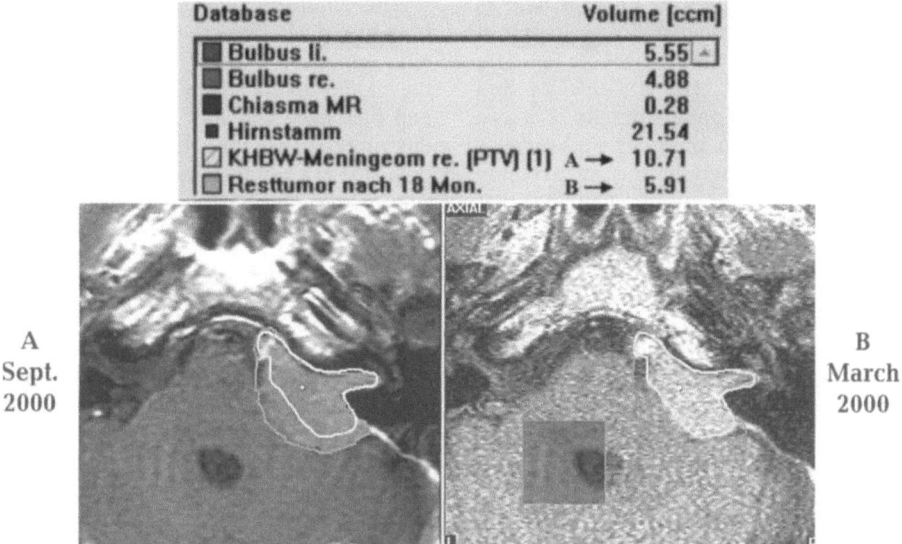

Fig. 2. Image fusion for quantitative follow-up studies. Pat.E.R.(56), cerebellopontine angle meningeoma. → stereotactic radiotherapy (SRT) 28×2 Gy Sept. 2000. **A** Planning MRI-T1contrast, axial 1.0 mm slices, tumor brown outlined. **B** Fused (data on MOD) external MRI control, 18 mo. after SRT, tumor orange outlined – note: tumor shrinkage is much better to see than without image fusion

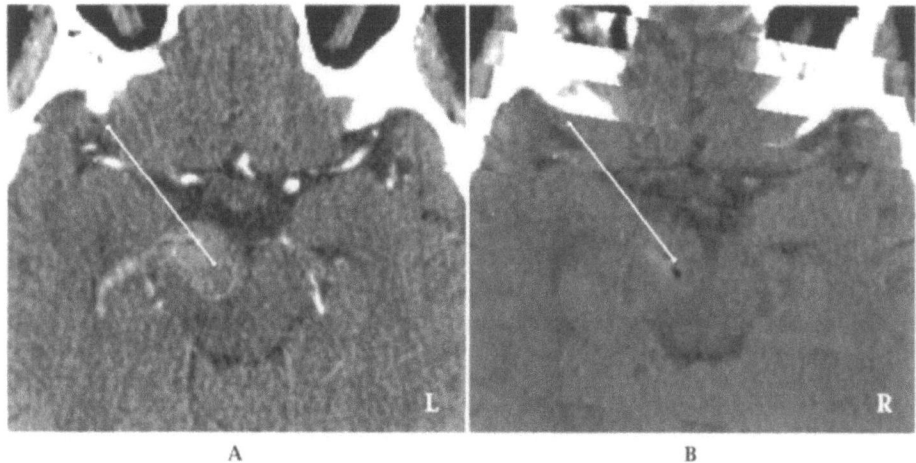

Fig. 3. Image fusion for stereotactic biopsy quality control. Patient E.O.(61) unknown brainstem tumor with hemiparesis on the right side → stereotactic biopsy → histology: Lymphoma. **A** CT with contrast, axial slices 1.25 mm, the white line is the planned virtual trajectory with target point inside the enhanced tumor. **B** Fused postop. CT without contrast, axial slices 5 mm, for quality control, note the small air bubbles next to target point

fer should be realised by LAN, as long as the MRI control is done in-house. In case of referred patients the DICOM image data should be saved onto a CD-ROM and handed out to the patient instead of or as a complement to film printouts. This enables a quantitative analysis and an accurate comparison incl. volumetric evaluation that is crucial for assessing tumour progress resp. regress within a routine follow-up (Fig. 2). This is especially important for follow-ups after RS or SRT where tumour control (= growth stopping) is the major goal [12, 17]. Image fusion based followups are valuable in case of subtotal or partial tumour resection, too. Through early proof of tumour growth further operations can be avoided by radiosurgery.

Area-wide available modern CT and MRI scanners offer an early detection of small tumours and so-called random findings. If among them there are meningeomas and neuromas without symptoms, a wait-and-see strategy with further MRI controls is justified [3, 17]. Also for these pre-therapeutic controls the image fusion has a high significance since a possible tumour progress can be displayed safer and earlier. Growth verification ensures the treatment indication that may offer a neuronavigated, minimal invasive operation or radiosurgery in case of small tumours.

A precise image fusion also offers an advantage for routinely CT controls after stereotactic serial biopsies. Besides the necessary exclusion of a postpunctural bleeding also the congruence of the puncture channel with the planned target point trajectory can be proven (Fig. 3).

Conclusion

Image fusion has a high significance for diagnostic imaging of cerebral lesions. There are various software solutions available, for diagnostics and therapy of brain lesions an accuracy level of ± 1 mm is needed. As a pre-condition, the available CT and MRI scanners must offer thin slice acquisition of DICOM images with high-grade image quality.

The automatic image fusion software from BrainLAB works reliable and delivers after approx. 1–2 minutes exact comparable image superpositions. Various CT, MRI and PET data sets may be fused without any problem. Thereby the automatic image fusion is a suitable tool fulfilling neurosurgical needs in diagnostics and therapy of intra-cranial lesions and related quality assurance aspects, especially for:
– Therapy planning for stereotactic and neuronavigated operations
– Precise differentiation and containment of the target volume and organs at risk in stereotactic radiation treatment planning
– Follow-up controls after stereotactic serial biopsies and implantations for target point verification
– Growth detection of random findings for therapy decision determination
– Follow-up after therapy, especially after radiosurgery/stereotactic radiotherapy to answer the question for tumour control, regression or progression

The image fusion offers a volumetric analysis for a accurate quantitative verification of therapy success in all pre- and post-therapeutic follow-up controls.

References

1. Betti O, Galmarini D, Derechinskiy V (1991) Radiosurgery with a linear accelerator. Methodological aspects. Stereotact Funct Neurosurg 57: 87-98
2. Burkhardt S, Schweikard A, Burkart R (2003) Numerical determination of the susceptibility caused geometric distortions in magnetic resonance imaging. Med Image Anal 7: 221-236
3. D'Ambrosio A, Bruce J (2003) Treatment of meningioma: an update. Curr Neurol Neurosci Rep 3: 206-214
4. Grebe G, Pfaender M, Roll M (2001) Dynamic arc radiosurgery and radiotherapy: commissioning and verification of dose distributions. Int J Radiat Oncol Biol Phys 51: 1451-1460
5. Grosu A, Lachner R, Wiedenmann N (2003) Validation of a method for automatic image fusion (Brain LAB System) of CT data and 11C-methionine-PET data for stereotactic

radiotherapy using a LINAC: first clinical experience. Int J Radiat Oncol Biol Phys 56: 1450-1463
6. Hamm K, Przetak Ch, Kleinert G, Surber G, Schmücking M, Baum RP (2001) Netz-gestützter Datentransfer für die automatische Bildfusion von metabolischer (PET) und morphologischer (CT/MRT) Bildgebung in der Radiochirurgie/stereotaktischen Radiotherapie. In: Jäckel A (Hrsg) Telemedizinführer Deutschland, Ober-Mörlen, Ausgabe 2002, S 162-165
7. Henze M, Mohammed A, Schlemmer H (2002) Detection of tumour progression in the follow-up of irradiated low-grade astrocytomas: comparison of 3-[123I]iodo-alpha-methyl-L-tyrosine and 99mTc-MIBI SPECT. Eur J Nucl Med Mol Imaging 29: 1455-1461
8. Hill DL, Batchelor PG, Holden M, Hawkes DJ (2001) Medical image registration. Phys Med Biol 46: R1-R45
9. Jaradat HA, Tome WA, McNutt TR, Meyerand ME (2003) On the incorporation of multi-modality image registration into the radiotherapy treatment planning process. Technol Cancer Res Treatment 2: 1-8
10. Kapur T, Grimson E, Wells W, Kikinis R (1996) Segmentation of brain tissue from magnetic resonance images. Med Image Anal 1: 109-127
11. Mutic S, Dempsey JF, Bosch WR, Low DA, Drzymala RE, Chao KSC, Goddu SM, Cutler PD, Purdy JA (2001) Multimodality image registration quality assurance for conformal three-dimensional treatment planning. Int J Rad Oncol Biol Phys 51: 255-260
12. Ross D, Sandler H, Balter J (2002) Imaging changes after stereotactic radiosurgery of primary and secondary malignant brain tumors. J Neurooncol 56: 175-181
13. Schmücking M, Baum R, Przetak C, Niesen A, Surber G, Kleinert G, Hamm K, Lopatta E, Wendt T (2001) Potentieller Nutzen einer Bildfusion von metabolischer (PET) mit morphologischer (CT/MRT) Bildgebung in der Bestrahlungsplanung. Strahlenther Onkol 177 (Sondernr 1): 6
14. Solberg T, Fogg R, Selch M (2000) Conformal radiosurgery using a dedicated linac and micro multileaf collimator. Radiosurgery 3: 53-63
15. Studholme C, Hill D, Hawkes D (1996) Automated 3-D registration of MR and CT images of the head. Med Image Anal 1: 163-175
16. Wells W, Viola P, Atsumi H, Nakajima S, Kikinis R (1996) Multi-modal volume registration by maximization of mutual information. Med Image Anal 1: 35-51
17. Williams J (2002) Fractionated stereotactic radiotherapy for acoustic neuromas. Stereotact Funct Neurosurg 78: 17-28

Correspondence: Priv.- Doz. Dr. med. K. Hamm, Department for Stereotactic Neurosurgery and Radiosurgery, Helios Klinikum Erfurt, Nordhäuser Strasse 74, 99089 Erfurt, Germany, e-mail: KHamm@erfurt.helios-kliniken.de

Navigierte Chirurgie der Schädelbasis – Aktuelle Möglichkeiten und zukünftige Entwicklungen

R. Heermann, O. Majdani, M. Leinung und Th. Lenarz

Klinik und Poliklinik für HNO-Heilkunde, Medizinische Hochschule, Hannover, Deutschland

Einleitung

Die intraoperative Navigation hat neue Möglichkeiten in der Schädelbasischirurgie eröffnet [1]. Dennoch verhindern fehlende Praktikabilität, mangelhafte Genauigkeit und hohe Investitionskosten bisher eine weitergehende Verbreitung. Die zur Verfügung stehenden Registrations- und Referenzierungsmethoden entscheiden über die Einsatzmöglichkeit der Systeme [2]. Entsprechend des notwendigen zeitlichen Aufwandes und der erreichbaren Präzision muss ihr gezielter Einsatz indikationsabhängig entschieden werden. Aus unseren Erfahrungen mit der routinemäßigen Anwendung verschiedenster Navigationssysteme bei Schädelbasiseingriffen wird der aktuelle Stand und wünschenswerte bzw. notwendige zukünftige Entwicklungen aus der Sicht der Hals-Nasen-Ohrenheilkunde erläutert [6].

Material und Methoden

An unserer Klinik wurde bei 532 Patienten mit unterschiedlichen Erkrankungen im Bereich der lateralen und vorderen Schädelbasis der chirurgische Eingriff mit Unterstützung von Navigationssystemen durchgeführt. Eingesetzt wurden die Systeme Vector-Vision^2/BrainLAB, StealthStation/Sofamor Danek, OTS/Radionics, InstaTrak3500/GE Medical, SURGETICS Station/PRAXIM sowie Stryker-Leibinger.

Untersucht wurden prä- sowie intraoperative Datenaufbereitungs- und Segmentationstechniken sowie der Zeitaufwand für die Vorbereitung des Navigationssystems. Zur Referenzierung werden bei den InstaTrak 3500 und Treon elektromagnetische Spulen und Transponder eingesetzt. Die Befestigung der Referenzeinheiten am Kopf erfolgte je nach Ausstattung der Systeme mit Headset, Headband, Oberkieferfixation (VBH-Mundstück), Mayfieldklemme oder mit direkt in der Kalotte fixierten Referenzobjekten.

Bei der Registrierung wurde als Goldstandard die Landmarkenregistration der präoperativ implantierten Miniostheosynthesenschrauben genutzt. Alternative Registrationsverfahren stellen Hautklebemarker (Fiducials) oder die Hautoberflächenregistration mit starrem Pointer, Laserpointer sowie kontaktsensitiven Pointern (softtouch) dar. Wenn intraoperativ der Bedarf für eine neuerliche Registration bestand, wurde diese anhand anatomischer Landmarken durchgeführt. Bei Einsatz der herstellerspezifischen, mit röntgendichten Marker versehenen Headsets ist auch eine automatische Registration durchführbar, sofern das Headset bereits bei der Bildgebung getragen wurde.

Ergebnisse

Die Systeme zeigten bei der technischen Genauigkeit nur geringe Unterschiede und bieten vergleichbare Referenzierungs- und Registrierungsverfahren an (vgl. Abb. 1).

Die technische Genauigkeit der Systeme hängt im Wesentlichen von der zugrunde liegenden Registrationstechnik ab. Die elektrooptischen Navigationssysteme VectorVision^2 (BrainLAB), Surgetics (Praxim), OTS (Radionics) und Stryker-Leibinger haben eine technische Genauigkeit

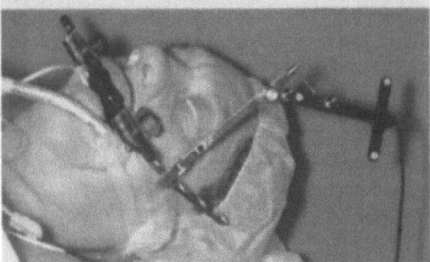

Abb. 1. Referenzierung mittels Oberkieferplatte (VBH-Mundstück)

von 0,35 mm bis 0,5 mm [4], das elektromagnetische Navigationssystem InstaTrak 3500 (GE) hat eine Ungenauigkeit von ca. 0,9 (2,5 cm Abstand zwischen Instrument und Headset) bis 1,6 mm (4,5 cm Abstand zwischen Instrument und Headset). Das Navigationssystem Treon ist in zwei Ausführungen (elektrooptisch oder elektromagnetisch) mit entsprechend erwähnten Genauigkeiten verfügbar.

Die Registration kann immer dann automatisch erfolgen, wenn bei der Bildgebung bereits ein Headset (s.u.) mit integrierten Marker getragen wurde; diese Möglichkeit besteht bei den Systemen VectorVision2 und InstaTrak3500. Wenn jedoch eine CT- oder MRT-Bildgebung ohne jedwede Markierungselemente veranlasst wurde, so muss zu Beginn der Operation eine Registration durchgeführt werden. Es werden hierbei anatomische Punkte durch den Operateur markiert und ihren korrespondierenden Positionen im Bilddatensatz zugeordnet [5]. Die ungenaueste Realisierung gelingt anhand anatomischer Landmarken (Nasenwurzel, lateraler Orbitarand, etc.). Eine wesentliche Verbesserung stellte die Verwendung röntgendichter Hautklebemarker oder knochenfixierter Osteosynthesenschrauben dar, die bereits bei der Bildgebung installiert sein mussten. Diese Möglichkeit bieten die Systeme von Radionics, BrainLAB, Medtronic/PRAXIM und GE. Markerfreie Registration wurde erst durch das Hautoberflächenmatching möglich. Hierbei wird eine Vielzahl von Punkten auf der Hautoberfläche markiert, deren Anordnung im Raum mit der virtuellen Gesichtsoberfläche im Bilddatensatz in Deckung gebracht wird. Die Verwendung starrer Pointer zur Hautoberflächenregistration (z.B. PRAXIM) ist am ungenauesten, da durch unvermeidbares Eindrücken der Haut zu Fehlpositionierungen kommt, die nur aufgrund der hohen Punktzahl kompensiert wird. Besser geeignet sind kontaktfreie Pointer, wie die Laserpointer von BrainLAB („z-touch") oder Medtronic („Faser"). Der auf der Gesichtsoberfläche auftreffende Laserstrahl wird hierbei von den Kamerasystemen detektiert. Dieses Verfahren ist für elektromagnetische Navigationssysteme ungeeignet. Eine neue Alternative stellen kontaktsensitive starre Pointer dar, die an ihrer Spitze einen Sensor tragen, der die Berührung der Hautoberfläche registriert. Zum Matching werden nur diejenigen Pointerpositionen genutzt, bei denen die Haut gerade berührt wurde.

Die Art der Referenzierung bestimmt den Erhalt der Navigationsgenauigkeit über die Dauer der Operation. Invasive Referenzierungsmethoden wie die Verankerung des Referenzobjektes an der Kalotte (z.B. „Laterostern" bei VectorVision[2] oder „Scullpost" bei Stryker-Leibinger) oder Fixierung der Referenzeinheit an der Mayfieldklemme (VectorVision2, Stryker-Leibinger, InstaTrak 3500) bieten eine sehr stabile, aber unelastische Verankerung und verhindern weitgehend Verschiebungen der Referenzeinheit durch versehentliche Berührung oder bei Verschiebungen durch Abdeckung. Die erstgenannte Methode erlaubt eine freie Kopfnachführung und ist für komplexe Eingriffen an der lateralen Schädelbasis konzipiert. Nachteilig ist die störende, jedoch situsnah erforderliche Platzierung des Referenzadapters. Die optimale Positionierung von kalottenfixierten Referenzeinheiten sollte deshalb bereits zu Beginn der Operation bekannt sein. Wird die Fixierung des Kopfes aus operationstechnischen Gründen ohnehin mit einer Mayfieldklemme durchgeführt, so empfiehlt sich die Fixierung des Referenzobjektes an der Klemme selbst, um den

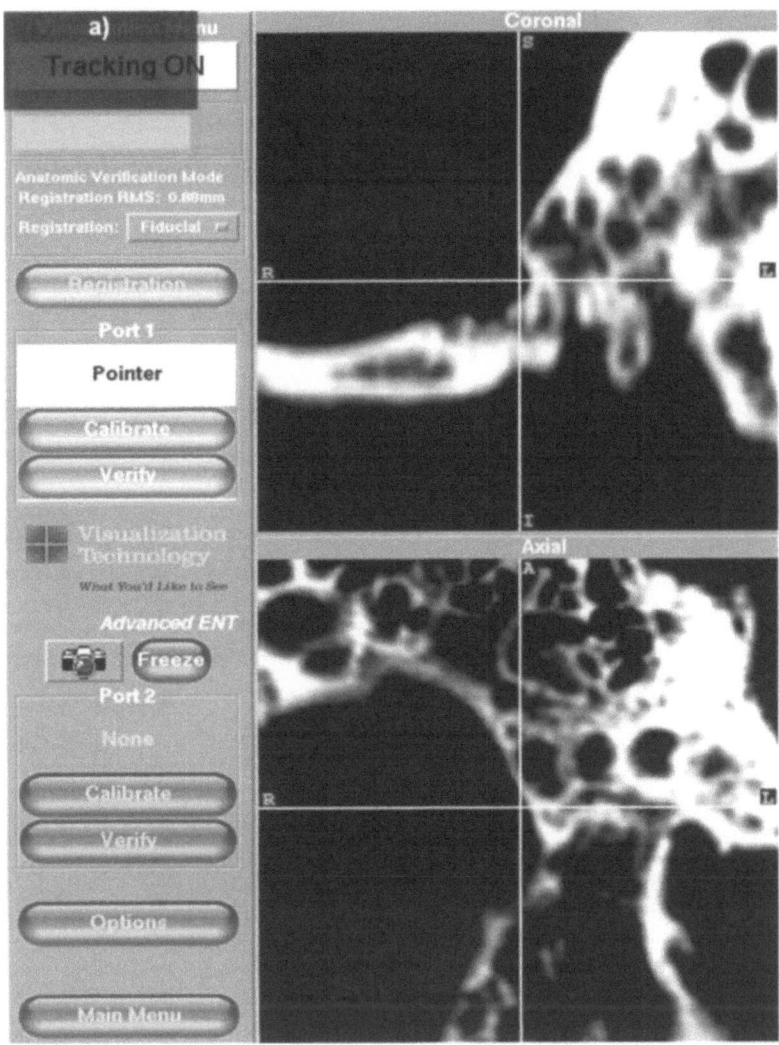

Abb. 2. Intraoperative Monitordarstellung des InstaTrak 3500, GE

Stern außerhalb des Operationsfeldes positionieren zu können.

Das VBH-Mundstück wird vorrangig von dem OTS-System zur Referenzierung verwendet. Das Referenzobjekt wird über einen in Silikon fixierten Abdruck des Oberkiefers im Mund des Patienten eingepasst. Diese Methode kann bei Patienten mit festem Gebiss genutzt werden und zeigt eine gute intraoperative Stabilität (Abb. 1).

An der vorderen Schädelbasis erreichen Headsets, die sich auf der Nasenwurzel und in den Gehörgängen abstützen, eine ausreichend genaue Präzision. Alternativ kommen Headbands zur Anwendung. Während die elastischen Headsets nach kurzfristiger intraoperativer Manipulation

Tabelle 1. Vergleich der von den oben genannten Systemen unterstützten technischen Grundlagen und Features

	OTS	Vector Vision[2]	InstaTrak 3500	Stryker Leibinger	Surgetics	Treon
Technologie						
elektromechanisch						
optoelektronisch aktiv	✓			✓		✓
optoelektronisch passiv		✓			✓	✓
elektromagnetisch			✓			✓
Registrierung						
Knochenschraube		✓	✓	✓		✓
Hautklebemarker	✓	✓	✓	✓		✓
Hautoberfläche	✓	✓	✓	✓	✓	✓
Laserscanning		✓				✓
Landmarken	✓	✓	✓			✓
Automatisch		✓	✓			
Referenzierung						
Headset		✓	✓	✓	✓	✓
Headband	✓	✓		✓		✓
Mayfield	✓	✓	✓	✓		✓
Kalottenfixiert		✓	✓	✓		✓
Oberkieferfixation	✓					
Features						
Instrumenteneinbindung	✓	✓	(ü)	✓	✓	✓
Mikroskopunterstützung	✓	✓		✓	✓	✓
Sonographie		✓				
Fluoroskopie		✓	✓			
Imagefusion		✓		✓		✓

annähernd wieder in ihre Ausgangslage zurückkehren, ist ein Verschieben des Headbands mit einer unkorrigierbaren Präzisionsverlust verbunden. Nach Verrutschen des Headbandes ist daher stets eine erneute Registration notwendig. Um ein leichtes Verrutschen des Headbands zu verhindern hat Stryker-Leibinger ein Schraubmechanismus entwickelt, der einen festen Andruck der Referenzeinheit an die Stirn erlaubt. Eine detaillierte Synopsis der Systeme und ihrer Möglichkeiten ist in Tabelle 1 dargestellt.

Diskussion

Navigationssysteme sind mittlerweile soweit entwickelt, dass die meisten Systeme suffiziente Hardwarelösungen für den Einsatz an der vorderen und lateralen Schädelbasis bieten. Besonders hilfreich ist auch die Integration des Operationsmikroskops; navigiert wird dabei dessen optischer Fokus [3].

Mit den verschiedenen Registrations- und Referenzierungsverfahren können auch auf meist markerfreier Bildgebung indikationsabhängig ausreichende Navigationspräzisionen erreicht und über den Zeitraum der Operation auch gehalten werden.

Erhebliche Unterschiede bestehen noch bei der Ausgestaltung der Software: Zwar ist die Menüführung insbesondere im Laufe der letzten Jahre erheblich vereinfacht worden [7]. Jedoch bieten die Hersteller hinsichtlich der prä- und intraoperativen Planungs- und Darstellungsmöglichkeiten noch sehr verschiedene Möglichkeiten. Die meisten Systeme beherrschen mittlerweile Image fusion, d.h. die Alignierung und Überlagerung verschiedenartiger Datensätze (meist CT und MRT). Target-Funktionen zur Definition von Zielpunkten und zum Messen von Distanzen sind eher seltene Features (s. Abb. 2). VectorVision² bietet zusätzlich die präoperative Anlage virtueller Zugangswege, deren Position und Distanz zum Zielpunkt im Volumendatensatz dargestellt wird. Segmentierungsalgorithmen sind in allen Softwarepaketen bislang stiefmütterlich behandelt worden; die von VectorVision², Treon und InstaTrak3500 offerierten, manuell unterstützten Implementierungen arbeiten bislang nicht zufriedenstellend. Obgleich diese Verfahren ein hohes Automatisierungspotenzial bieten und bei intuitiver Bedienbarkeit auf Seiten der Anwender einen breiten Anklang finden würden.

Schlussfolgerung

Automatische Registration und Instrumentenerkennung, virtuelle Keyboards und intuitive, individuell konfigurierbare Software mit „intelligenten" Algorithmen sind wünschenswert, um die Routineanwendung von Navigationsgeräten bei Eingriffen an der Schädelbasis zu realisieren. Ein weiterer Schritt für die Zukunft wird nach Ansicht der Autoren sein, die Ortungsinformation der Navigationssysteme für die Steuerung aktiver Operationsinstrumente zu nutzen, um neue (teil-)automatisierte Operationstechniken zu ermöglichen.

Literatur

1. Ecke U, Khan M, Maurer J, Boor S, Mann WJ (2002) Intraoperative Navigation in der Chirurgie der Nasennebenhöhlen und der vorderen Schädelbasis – Fehlerquellen und Störfaktoren. HNO 50: 928-934
2. Hassfeld S, Mühling J (1998) Navigation in maxillofacial and craniofacial surgery. Comput Aided Surg 3: 183-7
3. Heermann R, Issing PR, Husstedt H, Becker H, Lenarz T (2001) CAS-System MKM®: use and results in lateral skull base surgery. Laryngorhinootologie 80: 569-75
4. Heermann R, Mack KF, Issing PR, Haupt C, Becker H, Lenarz T (2001) Skull base surgery with an opto-electronic navigation system. HNO 49: 1019-25
5. Husstedt H, Heermann R, Becker H (1999) Contribution of low-dose CT-scan protocols to the total positioning error in computer-assisted surgery. Comput Aided Surg 4 (5): 275-80
6. Majdani O, Leinung M, Lenarz T, Heermann R (2003) Navigation-supported surgery in the head and neck region. Laryngorhinootologie 82: 632-44
7. Matula C, Rössler K, Reddy M, Schindler E, Koos WT (1998) Intraoperative computertomography guided neuronavigation: concepts, efficancy, and workflow. Comput Aided Surg 3: 174-82

Korrespondenz: Prof. Dr. med. R. Heermann, HNO-Klinik, Medizinische Hochschule Hannover, Carl-Neuberg-Straße 1, 30625 Hannover, Deutschland,
e-mail: hee@hno.mh-hannover.de

Multisensorische Überwachung robotergestützter Fräsvorgänge an der lateralen Schädelbasis*

P. A. Federspil[1], U. W. Geisthoff[1], D. Henrich[2] und P. K. Plinkert[1]

[1] Zentrum für Schädelbasischirurgie, Universitätskliniken des Saarlandes, Klinik und Poliklinik für Hals-Nasen-Ohrenheilkunde, Homburg/Saar und
[2] Lehrstuhl für Angewandte Informatik III (Robotik und Eingebettete Systeme), Universität Bayreuth, Deutschland

Einleitung

Das Ziel des RONAF-Projekts „Robotergestützte Navigation zum Fräsen an der lateralen Schädelbasis" ist die Entwicklung und Untersuchung eines Systems zur Navigation an der lateralen Schädelbasis, welches einen Roboter bei operativen Eingriffen interaktiv überwachen und steuern kann. Dabei kommen modulare, mehrstufige Navigations- und Regelungsverfahren zum Einsatz. Mit der globalen Navigation soll der Roboter auf der Grundlage eines dreidimensionalen Bilddatensatzes durch CT und MRT, aber auch – als Besonderheit des RONAF-Systems – mittels eines robotergestützten 3D-Ultraschallscans des Schädelknochens gesteuert werden. Zur lokalen Navigation – als weitere Besonderheit – erfolgt eine intraoperative Rückkopplung der Sensorik (Kraft/Moment, Temperatur, Ultraschall, elektrophysiologische Ableitung), so dass die Schonung wichtiger Strukturen gewährleistet ist (Abb. 1).

Kräfte und Momente

Der Kraft-Momentensensor wird in erster Linie dazu benutzt, um den Robotervorschub gemäß den tatsächlich auftretenden Kräften zu regeln [2, 7]. Über Regionen, die dem Fräser nur einen geringen Widerstand entgegen stellen, kann der Roboter zügig verfahren. Bereiche dagegen, in denen ein größerer Knochenabtrag notwendig ist, verlangen dem Fräser eine höhere Fräsarbeit ab, so dass hier entsprechend den dabei höheren Kräften der Roboter langsamer verfährt, um Überlastungen sowohl des Gewebes als auch des Materials zu vermeiden. In ersten Versuchen konnten wir außerdem zeigen, dass mit diesem Sensor eine Detektion der Dura mater möglich sein kann. Wenn der Fräskopf die Dura mater erreicht, sinkt diese Standardabweichung der Kräfte auf 0 [2].

Temperatur

Reibung erzeugt Wärme. Das ist der Menschheit schon lange bekannt: Das Prinzip machten sich bereits unsere Vorfahren in der Steinzeit beim Feuer machen ohne technische Hilfsmittel zu Nutze. Genau das Gleiche passiert natürlich, wenn wir mit einem Fräser am Knochen arbeiten. Unter der zum Teil extremen thermischen Belastung leidet der umgebende Knochen. Eine Grundvoraussetzung ist also, dass ständig gespült – und damit gekühlt – wird, um die Einwirkzeit minimal zu halten [5].

Um also unter möglichst realistischen Bedingungen beim Fräsen zu messen, d.h.

---

* Gefördert durch die DFG im Rahmen des SPP 1124 „Medizinische Navigation und Robotik" (PL 136/5-1)

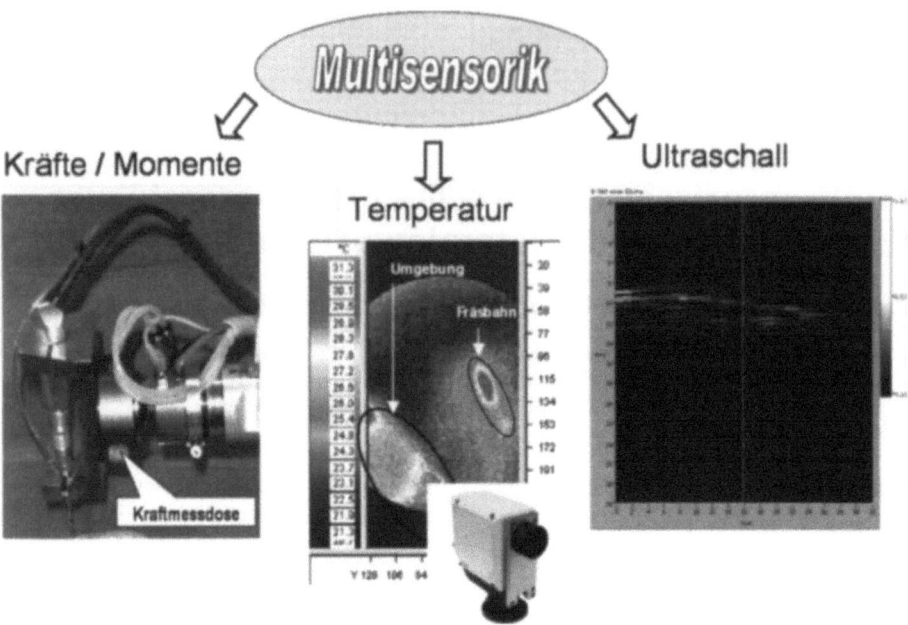

Abb. 1. Multisensorik im RONAF-Projekt (Robotergestützte Navigation zum Fräsen an der lateralen Schädelbasis)

während mit Wasser gespült wird, haben wir den Versuch folgendermaßen aufgebaut (Abb. 2): Der Roboter fräst wie gewöhnlich auf der Außenseite des humanen Schädelpräparates und eine Thermokamera beobachtet die Innenseite. Das ist selbstverständlich ein Ansatz, der nicht in vivo übertragbar ist, aber er erlaubt eine ununterbrochene optimale Spülung während des Fräsvorgangs. Wenn wir mit der Thermokamera von außen messen würden, würden wir größtenteils lediglich die Oberflächentemperatur des Spülwassers messen, weil Wasser nicht durchlässig für Infrarotstrahlen ist. Uns interessierte insbesondere, ob die kraftbasierte Regelung des Robotervorschubes einen Einfluss auf die Hitzeentwicklung beim Fräsen hat.

Dazu wurden 2 Frässtrategien verglichen:
1. nicht geregelter konstanter Vorschub 5 mm/s und
2. kraftbasiert proportional geregelter Vorschub mit Sollwert 10 Newton

Der Roboter verfährt mit der ihm zugewiesenen Geschwindigkeit solange die gemessenen Kräfte unter dem Sollwert liegen. Bei Überschreitung des Sollwertes wird die Vorschubgeschwindigkeit entsprechend heruntergeregelt bis die Kraftwerte wieder unter den Sollwert sinken. Dann kann die Geschwindigkeit wieder

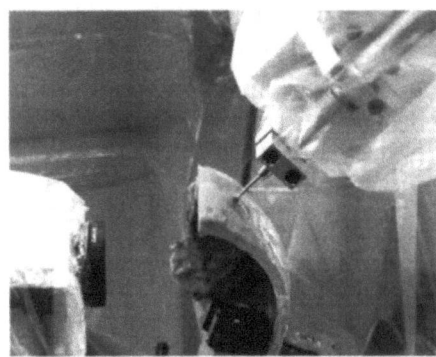

Abb. 2. Robotergestütztes Fräsen am Schädelpräparat. Der Fräsvorgang wird mit einer Thermokamera von der Schädelinnenseite beobachtet (siehe Text)

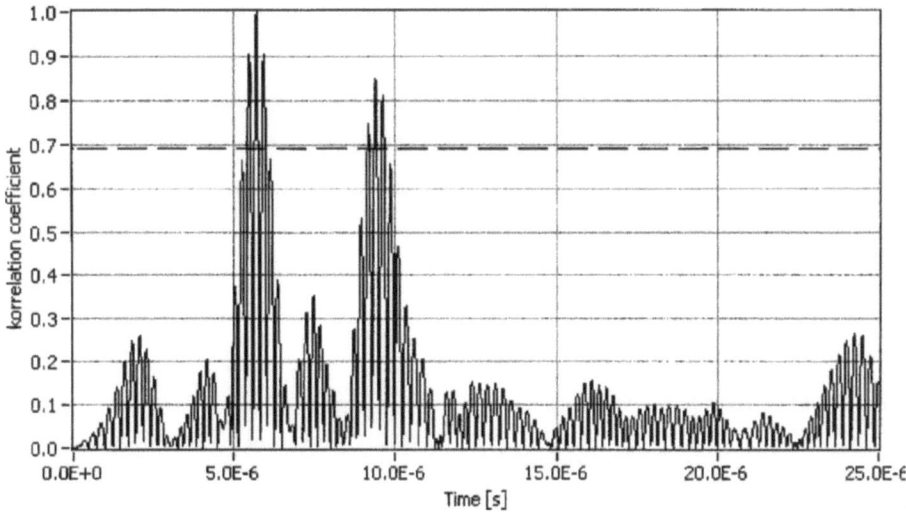

Abb. 3. Originalregistrierung eines kodierten Ultraschallsignals mit matched filter (Korrelationsfunktion). Der erste Gipfel über der gestrichelten Linie ist das Eintrittsecho. Der zweite Gipfel ist das Austrittsecho

ansteigen. Über Bereiche, die dem Fräser wenig Widerstand entgegen setzten, kann der Roboter also schnell verfahren, während er in Bereichen, in denen eine größere Fräsarbeit geleistet werden muss, entsprechend langsamer verfährt.

Bei konstanter Vorschubgeschwindigkeit erkennt man, dass der Temperaturgrenzwert [3, 6] trotz kontinuierlicher Spülung mehrfach überschritten wurde. Spitzenwerte lagen sogar über 100 °C. Mit der Kraftregelung kommt es zwar gelegentlich auch zu Grenzwertüberschreitungen, diese sind aber nur kurz und die Temperaturspitzen auch deutlich niedriger.

Die Kraftregelung sorgt nicht nur für einen geschmeidigen Fräsvorgang, sie ist damit auch ein deutliches Plus an Prozesssicherheit beim robotergestützten Fräsen, um umgebendes Knochengewebe vital zu erhalten.

Ultraschall

Mit Standardultraschallsystemen ist es praktisch unmöglich ein Austrittsecho am Schädelknochen zu bestimmen. Schuld daran ist die hohe Dämpfung im Schädelknochen durch Streuung und Interferenz. Wir haben dazu die frequenzabhängige Dämpfung bestimmt. Wenn eine Eindringtiefe von 8 mm erreicht werden soll, darf die Ultraschallfrequenz maximal bei 2,25 MHz liegen. Selbst damit beträgt die Dämpfung 100 dB. Das schafft derzeit kein Standard-Ultraschallsystem. Zur Lösung dieses Problems benutzen wir keinen herkömmlichen Ultraschall-Puls, sondern ein kodiertes Signal, wie beispielsweise einen Chipp. Dieses kodierte Signal kann man jetzt mit einem geeigneten Filter, wie beispielsweise einer Korrelationsfunktion, aus dem Empfangssignal wieder „herausfischen". Mit dem Filter können wir dann das Austrittsecho (Abb. 3) eindeutig detektieren [4].

Damit können wir dann einen 3D-Scan des Schädels erstellen. In Zukunft soll der Roboter das Op-Gebiet selber mit dem Ultraschall abtasten, wobei er eine globale Karte erstellt und sich gleichzeitig am Op-Gebiet registriert.

Diskussion

Als Anwendungsbeispiele für den Einsatz des RONAF-Systems im Bereich der lateralen Schädelbasis werden das Fräsen eines Implantatlagers (z.B. für Cochlea- und Hirnstamm-Implantate) und die Mastoidektomie als ersten Schritt für die Weiterentwicklung in Richtung komplexer Zugangswege zur lateralen Schädelbasis betrachtet. Diese Eingriffe erfordern vom Operateur extreme Präzision (z.T. im Submillimeterbereich) und hohen Kraftaufwand, um größere Knochenmengen mit dem Fräser abzutragen. Die Realisierung des geplanten Systems wäre deshalb ein großer Fortschritt in der Prozessqualität des operativen Eingriffs [1]. Zudem ist eine steigende Nachfrage nach implantierbaren Hörsystemen, aber auch nach minimal-invasiven Operationsverfahren für Schädelbasis-Tumoren zu erwarten.

Literatur

1. Federspil PA, Stallkamp J, Plinkert PK (2001) Robotik – Ein Evolutionssprung in der operativen Medizin? Dtsch Ärztebl 98: A-2879-2884 [Heft 44]
2. Federspil PA, Geisthoff UW, Henrich D, Plinkert PK (2003) Development of the first force-controlled robot for otoneurosurgery. Laryngoscope 113: 465-471
3. Federspil PA, Plinkert B, Plinkert PK (2003) Experimental robotic milling in skull base surgery. Comput Aided Surg 8: 42-48
4. Federspil, PA, Tretbar SH, Geisthoff U, Plinkert B, Plinkert PK (2003) Ultrasound based navigation of robotic drilling at the lateral skull base. In: Lemke HE, Inamura K, Diu K, Vannier MW, Farman AG, Reiber JHC (eds) CARS 2003 – Computer Assisted Radiology and Surgery. Elsevier Science BV, Amsterdam, pp 1358
5. Fuchsberger A (1986) Untersuchung der spanenden Bearbeitung von Knochen. Technische Universität München, Institut für Werkzeugmaschinen und Betriebswissenschaften (iwb Forschungsberichte, Bd 2)
6. Plinkert PK, Plinkert B, Hiller A, Stallkamp J (2001) Einsatz eines Roboters an der lateralen Schädelbasis Evaluation einer robotergesteuerten Mastoidektomie am anatomischen Präparat. HNO 49: 514-523
7. Plinkert PK, Federspil PA, Plinkert B, Henrich D (2002) Kraft-basierte lokale Navigation zur robotergestützten Implantatbettanlage im Bereich der lateralen Schädelbasis. Eine experimentelle Studie. HNO 50: 233-239

Korrespondenz: Dr. med. P. A. Federspil, Zentrum für Schädelbasischirurgie, Klinik und Poliklinik für Hals-, Nasen- und Ohrenheilkunde, Universitätskliniken des Saarlandes, Kirrberger Straße, 66421 Homburg, Deutschland, e-mail: Ph.Federspil@uniklinik-saarland.de

Vaskuläre Prozesse, Maligne Tumoren, Trauma

Mikrochirurgische Behandlung frontobasaler duraler arteriovenöser Fisteln

M. C. Korinth, L. Mayfrank, B. C. Huffmann und J. M. Gilsbach

Neurochirurgische Klinik, Universitätsklinikum der RWTH Aachen, Deutschland

Einleitung

Durale arteriovenöse Fisteln (DAVFs) am Boden der vorderen Schädelgrube sind eine seltene Untergruppe der duralen arteriovenösen Malformationen (AVMs), die insgesamt 10–15% aller intrakraniellen AVM's ausmachen [1, 3, 10, 12]. Es wird angenommen, dass sie sowohl angeboren als auch erworben sein können, wobei bei der erworbenen Form eine venöse Abflussstörung durch Anomalien (Hypoplasie, Aplasie) [6], Schädel-Hirn-Trauma [6], Infektion [6], intrakraniellen Eingriff [5], angeschuldigt wird. Neben ihrer typischen Lokalisation und arterieller Versorgung sowie venöser Drainage sind sie charakterisiert durch ein deutlich höheres Blutungsrisiko als DAVFs in anderen Lokalisationen [2, 4, 9, 11]. Nicht alleine deshalb wird in ihrer Behandlung der mikrochirurgische Verschluss vor anderen Methoden, wie endovaskulärer Verschluss oder Radiochirurgie, favorisiert [7, 9, 10, 11]. Bei der mikrochirurgischen Therapie der frontobasalen DAVFs kommen verschiedene Operationszugänge und Techniken in Frage. Wir stellen unsere Erfahrungen mit der mikrochirurgischen Behandlung von symptomatischen DAVFs der vorderen Schädelgrube aus den Jahren 1988–2000 dar.

Patienten und Methoden

Zwischen 1988 und 2000 wurden in unserer Klinik bei insgesamt 14 Patienten eine frontobasale DAVF festgestellt. Vier dieser Patienten wurden nicht operiert, da sich die Fistel spontan während der Angiographie verschloss (1 Patient), die Behandlung abgelehnt wurde (2 Patienten) und ein Patient sich in einem für eine Operation zu schlechten klinischen Zustand befand. Bei 10 Patienten wurde die Fistel mikrochirurgisch verschlossen. Das Durchschnittsalter der 7 männlichen und 3 weiblichen Patienten betrug 59 Jahre (35–73 Jahre). Die wichtigsten klinischen und neuroradiologischen Daten der operierten Patienten sind der Tabelle 1 zu entnehmen. Bei 6 Patienten fanden sich unspezifische Symptome bzw. Krampfanfälle zur Diagnosestellung, bei lediglich 3 Patienten fand eine bzw. mehrere intrazerebrale Blutungen statt und bei einem Patienten wurde die Gefäßmalformation per Zufall diagnostiziert. Die selektive Angiographie beider externen und internen Carotiden zeigte bei allen 10 Patienten die Fistel im Bereich der Lamina cribrosa (Foramen caecum) lokalisiert (Abb. 1 und 2). In jedem Fall wurde die Fistel durch mehrere ethmoidale Äste aus beiden Aa. ophthalmicae, z.T. zusätzlich durch Äste der A. meningea media und/oder der A. maxillaris, gespeist (Abb. 1, 2 und 3). In keinem Fall wurden Feeder aus pialen Arterien festgestellt. Die venöse Drainage erfolgte zumeist über die V. olfactoria und/oder corticale Venen in den Sinus sagittalis superior (Abb. 1 und 3).

Bei den ersten beiden Patienten, die in den Jahren 1988 und 1989 operiert wurden, wurde eine frontobasale Kraniotomie gewählt, bei den folgenden 8 Patienten wurde die DAVF über einen interhemisphärischen Zugang, der im Folgenden beschrieben wird, verschlossen: Rückenlage des Patienten, mit a.p., etwas inkliniertem und in einer Mayfield-Klemme fixierten Kopf. Hautschnitt hinter der Haargrenze und Anlage von 1–2 Bohrlöchern über dem Sinus sa-

Tabelle 1. Klinische und angiographische Daten

Fall Alter	Klinik	arterielle Versorgung	venöse Drainage
1 35, m	Krampfanfall	AO bds.+ AMM li.	CV in SSS VO in VBR
2 56, m	ICB	AO bds.	CV in SSS VO in VBR
3 65, m	Kopfschmerzen	AO bds.	CV in SSS
4 65, m	Krampfanfall	AO bds.+ AM li.+ AMM li.	CV in SSS
5 59, m	ICB	AO bds.	CV in SSS
6 62, m	pulsatiler Tinnitus	AO bds.+ AM bds.	CV in SSS VO in VBR
7 73, w	Synkopen	AO bds.+ AMM	CV in SSS
8 69, m	Zufall	AO bds.	CV in SSS
9 50, w	pulsatiler Tinnitus	AO bds.+ AM bds.	CV in SSS
10 64, w	ICB	AO bds.	CV in SSS

AO A. ophthalmica; *AM* A. maxillaris int.; *AMM* A. meningea media; *SSS* Sinus sagittalis superior; *CV* corticale Vene; *VO* V. olfactoria; *VBR* V. basalis (Rosenthal); *ICB* intrazerebrale Blutung

gittalis superior vor dem Bregma. Heraussägen des maximal 3–4 cm durchmessenden Knochendeckels (Abb. 2 und 3) und U-förmige, zum Sinus hin gestielte Duraeröffnung. Schonung des Sinus, sowie von Brückenvenen. Präparation der Fissura longitudinalis, anterior des Corpus callosum, in senkrechter Richtung auf die Frontobasis (Abb. 2) unter Zuhilfenahme eines Hirnspatels und darstellen der Lamina cribrosa sowie der Crista galli. Identifizierung des Fistelpunktes im Bereich des Foramen caecum, wo eine arterialisierte, dilatierte Drainagevene aus der Dura austritt. Einsatz des Mikrodopplers zur Bestätigung des Befundes der arterialisierten Vene. Elektrokoagulation und Durchtrennung der Drainagevene direkt nach ihrem Duraaustritt. Zu diesem Zeitpunkt kann zumeist eine Verfärbung und ein Kollaps der weiter distal liegenden Venenkonvolute beobachtet werden.

Ergebnisse

In allen 10 Patienten konnte die frontobasale DAVF erfolgreich unterbrochen und somit ausgeschaltet werden. Die Kontrolle erfolgte hierbei optisch unter dem Operationsmikroskop und mittels intraoperativer Mikrodopplersonographie. Eine postoperative Kontrollangiographie wurde lediglich in einem Fall durchgeführt (Abb. 3). Es traten keine intraoperativen Komplikationen auf, darüber hinaus kam es nur bei einem Patienten, der im Jahr 1989 über eine frontobasale Kraniotomie operiert wurde, postoperativ zu einem neuen neurologischen Defizit, im Sinne einer Hyposmie durch unilaterale Schädigung des N. olfactorius. Der zweite, im Jahre 1988 über eine frontobasale Trepanation operierte Patient, musste aufgrund eines symptomatischen Pneumatozephalus revidiert werden. In der Gruppe der 8 über einen interhemisphärischen Zugang operierten Patienten, musste eine Patientin in der 6. postoperativen Woche aufgrund einer eitrigen Wundinfektion revidiert werden.

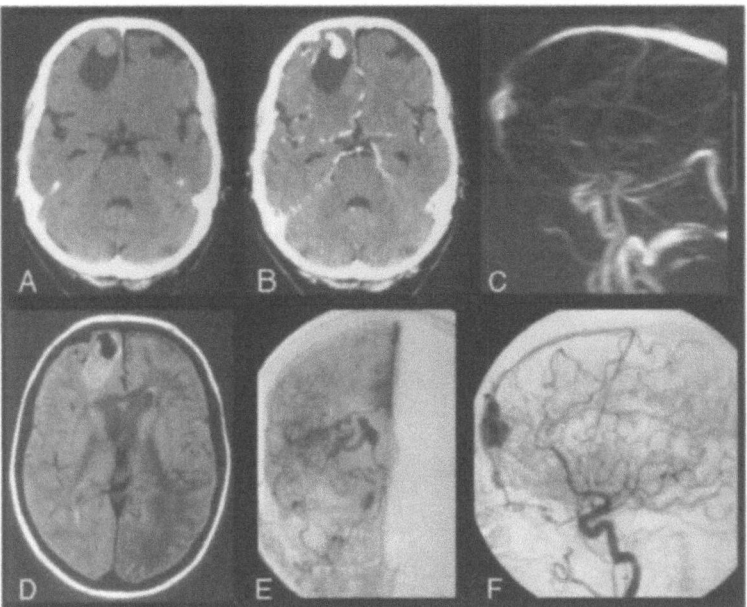

Abb. 1. CCT nativ **(A)**, CCT nach KM-Gabe **(B)** und T1 gewichtetes, axiales NMRD einer Patientin mit V.a. eine frontobasale DAVF, die sich in der NMR-Angio **(C)** sowie in der DSA **(E+F)** nachweisen lässt

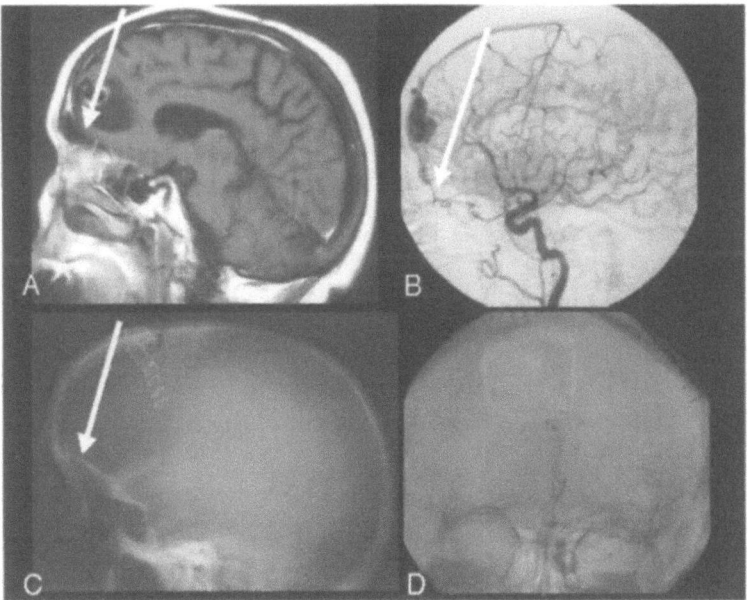

Abb. 2. Sagittales T1 gewichtetes NMR **(A)**, laterale DSA **(B)** sowie postoperative Schädelübersichtsaufnahmen **(C+D)**, die die Trepanation und die Trajektorie der Präparation zur Frontobasis zeigen (Pfeile)

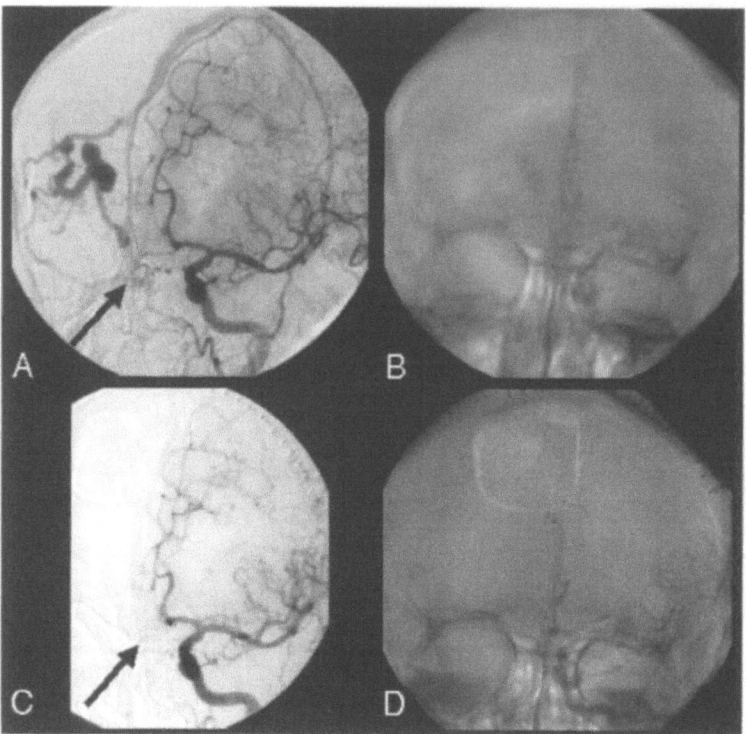

Abb. 3. Prä- (**A+B**) und postoperative (**C+D**) DSA sowie Schädelübersichtsaufnahme, nach mikrochirurgischem Verschluss einer frontobasalen DAVF. Die Trepanation vor dem Bregma mit zwei Bohrlöchern auf der Mittellinie ist deutlich zu sehen (**D**)

Diskussion

Die hier beschriebenen duralen arteriovenösen Fisteln charakterisieren sich durch ihre typische frontobasale Lokalisation, welche im Vergleich zu anderen DAVFs selten ist und sowohl eine typische arterielle Versorgung, venöse Drainage und auch klinische Präsentation impliziert. In der Literatur der letzten Jahrzehnte finden sich seit der Erstbeschreibung durch Lepoire et al. [8] im Jahre 1963 zumeist Fallbeschreibungen [5, 6], kleine Serien von 2–3 Fällen [1–3, 7, 11] und selten größere Übersichten mit 8 [4, 9] oder 9 [12] Fällen. Bei der Mehrzahl erfolgt die arterielle Hauptversorgung über eine bzw. beide Aa. ethmoidales aus der A. ophthalmica, mit weiteren Feedern aus den Aa. temporales superfiziales, den Aa. maxillares, und/oder den Aa. meningeae mediae [4, 7, 9–12]. Diese Befunde konnten wir bei den in unserer Klinik operierten 10 Patienten ebenso bestätigen (Tabelle 1), wie die typische venöse Drainage hauptsächlich in den Sinus sagittalis superior (SSS) und/oder die V. basalis (Rosenthal) (Tabelle 1). Bei den 6 von Martin et al. [9] operierten Patienten drainierten alle frontobasalen Fisteln in den SSS und eine zusätzlich in die V. basalis (Rosenthal). Auch Baskaya et al. [1] bestätigten unsere typischen angiographischen Befunde in ihrem Review der zwischen 1963 und 1994 publizierten Fälle und addierten zwei eigene Fälle hinzu. Ein weiteres Charakteristikum der bislang weit unter 100 publizierten Fälle ist die zur Diagnose führende Präsentation der frontobasalen DAVFs mit einer intrazerebralen Blutung. Abgesehen von Fallbeschreibungen, war bei 5 der 8 von Halbach et al. [4] sowie ebenso bei 5 der 8 von Martin et al. [9] beschriebenen Fälle eine Hirnblutung das Hauptsymptom für die Fistel. Von unseren Patienten fielen lediglich 3 von 10 mit einer Hirnblutung auf, die restlichen Patienten boten eher unspezifische Symptome (Tabelle 1). Diese Verteilung der Symptomatik mit Häufungen von Hirnblutungen ist möglicherweise die Ursache auch für den gewählten Zugang zum mikrochirurgischen Verschluss der Fistel. In der weitaus überwiegenden Zahl der Publikationen zu diesem Thema wurden frontale oder frontobasale Kraniotomien verwendet, um neben der Unterbindung der Fistel als auslösende Ursache auch die raumfordernde Hirnblutung zu entfernen [1–4, 7, 9, 11]. In unserer Serie wurden nur die ersten beiden Patienten in den Jahren 1988 und 1989 über eine frontobasale Kraniotome operiert, bei den übrigen und aktuelleren 8 Patienten konnte die Fistel erfolgreich über einen interhemisphärischen Zugang ausgeschaltet werden. Vorteile dieses Zugangs sind die Vermeidung der Eröffnung des Sinus frontalis und die minimale Retraktion des Frontallappens bei suffizienter Übersicht über die mediale Frontobasis. Wichtig sind neben der Schonung des SSS bei der Trepanation sowie möglicher kreuzender Brückenvenen bei der Präparation des Interhemisphärenspalts, der Einsatz des Operationsmikroskops sowie mikrochirurgischer Techniken bei den intraduralen Operationsschritten. Während bei den ersten beiden, über einen frontobasalen Zugang operierten Patienten gravierende, zugangsspezifische Komplikationen (revisionspflichtiger Pneumatozephalus, Hyposmie duch Schädigung des N. olfactorius) auftraten, war bei den 8 interhemisphärisch operierten Patienten lediglich eine unspezifische Wundinfektion zu verzeichnen.

Zusammenfassend haben wir unsere Erfahrungen mit frontobasalen duralen arteriovenösen Fisteln, die sich mit den in der Literatur zu findenden durchaus vergleichen lassen, dargelegt. Die mikrochirurgische Ausschaltung, in Form der Koagulation und Durchtrennung der proximalen Drainagevene kurz nach dem Fistelpunkt bzw. Austrittspunkt aus der Dura bleibt die Therapie der Wahl um eine Hirnblutung zu verhindern. Hierfür hat sich der interhemisphärische, mikrochirurgische Zugang, durch den sich die Nachteile der frontalen bzw. frontobasalen Zugänge vermeiden lassen, als effektiv und sicher erwiesen.

Literatur

1. Baskaya MK, Suzuki Y, Seki Y, Negoro M, Ahmed M, Sugita K (1994) Dural arteriovenous malformations in the anterior cranial fossa. Acta Neurochir (Wien) 129: 146-151
2. Espinosa JA, Mohr G, Robert F (1993) Dural arteriovenous malformations of the ethmoidal region: report of two cases. Br J Neurosurg 7: 431-435
3. Gliemroth J, Nowak G, Arnold H (1999) Dural arteriovenous malformation in the anterior cranial fossa. Clin Neurol Neurosurg 101: 37-43
4. Halbach VV, Higashida RT, Hieshima GB, Wilson CB, Barnwell SL, Dowd CF (1990) Dural arteriovenous fistulas supplied by ethmoidal arteries. Neurosurgery 26: 816-823
5. Hashimoto H, Iida J, Masui K, Nishi N, Yonezawa T, Sakaki T (1998) Dural arteriovenous malformation of the anterior cranial fossa occurring after bifrontal craniotomy. Surg Neurol 49: 47-50
6. Ishikawa T, Houkin K, Tokuda K, Kawaguchi S, Kashiwaba T (1997) Development of anterior cranial fossa dural arteriovenous malformation following head trauma. J Neurosurg 86: 291-293
7. Kikuchi K, Kowada M (1994) Anterior fossa dural arteriovenous malformations supplied by bilateral ethmoidal arteries. Surg Neurol 41: 56-64
8. Lepoire J, Montaut J, Bouchot M, Laxenaire M (1963) Anévrismes artério-veineix infrafrontaux vascularisés par l'aréré ethmoidale antérieure. A propos de trois observations. Neurochirurgie 9: 159-166
9. Martin NA, King WA, Wilson CB, Nutik S, Carter LP, Spetzler RF (1990) Management of dural arteriovenous malformations of the anterior cranial fossa. J Neurosurg 72: 692-697
10. Mayfrank L, Reul J, Huffmann B, Berta-lanffy H, Spetzger U, Gilsbach JM (1996)

Microsurgical interhemispheric approach to dural arteriovenous fistulas of the floor of the anterior cranial fossa. Minim Invas Neurosurg 39: 74-77
11. Morikawa T, Yasui T, Komiyama M, Iwai Y, Yamanaka K, Nishikawa M, Nakajima H, Kishi H (2000) Dural arteriovenous fistulae in the anterior cranial fossa-report of three cases. No Shinkei Geka 28: 1009-1014
12. Reul J, Thron A, Laborde G, Gilsbach JM (1993) Dural arteriovenous malformations at the base of the anterior cranial fossa: report of nine cases. Neuroradiology 35: 388-393

Korrespondenz: Dr. med. M. C. Korinth, Neurochirurgische Klinik, Universitätsklinikum RWTH Aachen, Pauwelsstraße 30, 52057 Aachen, Deutschland,
e-mail: Marcus.Korinth@post.rwth-aachen.de

Navigationsgestützte transfrontale Chirurgie bei malignen und destruierenden Prozessen der Schädelbasis

W. Maier[1], J. Schipper[1], I. Arapakis[1], U. Spetzger[2] und R. Schmelzeisen[3]

[1] Hals-Nasen-Ohren-Klinik, Universitätsklinikum Freiburg,
[2] Neurochirurgische Klinik, Klinikum Karlsruhe und
[3] Abteilung Mund-Kiefer-Gesichtschirurgie, Universitätsklinikum Freiburg, Deutschland

Einleitung

In der Schädelbasischirurgie sind vital oder funktionell relevante Strukturen direkt benachbart oder bei ungünstiger Tumorlokalisation direkt involviert. Zudem erlauben es diese Strukturen in vielen Fällen nicht, den Tumor direkt anzugehen, sondern verlangen vielmehr die Anwendung aufwändiger oder interdisziplinär kombinierter Zugangswege. Bei Tumoren der Rhinobasis haben sich in diesem Zusammenhang transfrontale Zugänge bewährt, die nach Bedarf mit transnasalen Zugängen kombiniert werden können. Navigierte Techniken werden zur Risikominimierung in zunehmendem Maß empfohlen [4]. Der klassische transfrontale Zugang wurde von Unterberger [12] primär für die Therapie frontobasaler Frakturen entwickelt. Derome beschrieb davon ausgehend den transbasalen Zugang als eine Weiterentwicklung, die unter Retraktion des Frontallappens die Resektion rhinobasaler Tumore auch mit Durainfiltration und Durchbruch erlaubt [2]. Jedoch ist dieser Zugangsweg aufgrund der Notwendigkeit, das Frontalhirn zu retrahieren, gerade bei Patienten mit kleiner Stirnhöhle wegen der Kompression des Frontallappens problematisch. So entwickelte Raveh [9] den subkranialen Zugang, der bei intakter Dura die Tumorresektion mit guter Übersicht, jedoch ohne cerebrale Retraktion erlaubt. Obwohl die Computer-assistierte Chirurgie im Bereich der Schädelbasis etabliert ist [1, 8, 13], ist die Diskussion um ihre tatsächliche Relevanz bisher nicht abgeschlossen [5, 6]. Für den Schädelbasischirurgen ist die Kenntnis der genauen Stirnhöhlengrenzen für die Kraniotomie in hohem Maße relevant. Wird die Stirnhöhle bei der Kraniotomie oder Trepanation akzidentell eröffnet, so können als Sofortkomplikation Duraläsionen auftreten. Bei Tumoreröffnung ist eine kontrollierte R0-Resektion nicht mehr gewährleistet. Als Spätfolge besteht das Risiko einer Mukozele durch Verbleib von Resten der Stirnhöhlenschleimhaut. Ziel der vorgelegten Qualitätssicherungsanalyse war es, Genauigkeit und Reproduzierbarkeit der Navigation sowie die Komplikationen auszuwerten und so die Bedeutung der Navigation für die transfrontale Chirurgie abzuschätzen.

Patienten und Methoden

Im Rahmen von 12 navigationsgestützten Eingriffen wurden mit dem Ziel der Qualitätssicherung Untersuchungen zur Überprüfung der Genauigkeit des verwendeten Navigationssystems angestellt. Alle Patienten litten unter destruierenden Erkrankungen der Rhinobasis, wobei es sich in 10 Fällen um maligne Tumore (5 Ästhesioneuroblastome, 4 Karzinome und 1 Chondrosarkom) und je einmal um ein Epidermoid und eine Mukozele handelte. In 8 Fällen wurde in einem interdisziplinären Eingriff der transbasale Zugang, in je 2 Fällen der subkraniale Zugang sowie der klassische Unterbergerzugang durchgeführt; alle Patienten waren in eine Mayfield®-Klemme fixiert. Bei allen Patienten nahmen wir die Navigation mit einem optischen infrarotgestützten System vor (Stryker-Leibinger Navigation System® oder Brain LAB VectorVision2®). Bei 10 Patienten hatten wir eine Oberflächenreferenzierung, in 2 Fällen die Referenzierung mittels einer vor Durchführung des CT individuell angepassten Zahnschiene mit Titanmarkierungen [10] vorgenommen. Der Zugang und die relevanten Konturen wurden präoperativ anhand des Simulationsmodus interdisziplinär besprochen. Die Daten von 10 dieser Patienten konnten retrospektiv evaluiert werden. Intraoperativ war einerseits die Zeitdauer für die Kalibrierung und Referenzierung sowie die vom Navigationssystem berechnete Genauigkeit aufgezeichnet worden, daneben wurden zur Kontrolle der Einhaltung der korrekten Referenzierung intraoperativ mehrfach verschiedene eindeutig erkennbare anatomische Punkte im Operationsgebiet jeweils 5-mal angesteuert und geprüft, inwieweit die Ungenauigkeit noch bei max. 1 mm lag. Dies wurde als Reproduzierbarkeit bezeichnet. Die Daten wurden nun in einer retrospektiven Analyse zur Genauigkeit ausgewertet.

Ergebnisse

Die für Kalibrierung und Registrierung benötigte Zeit lag für beide Navigationssysteme bei maximal 14 Minuten. Wurde eine Zahnschiene verwendet, so lag die

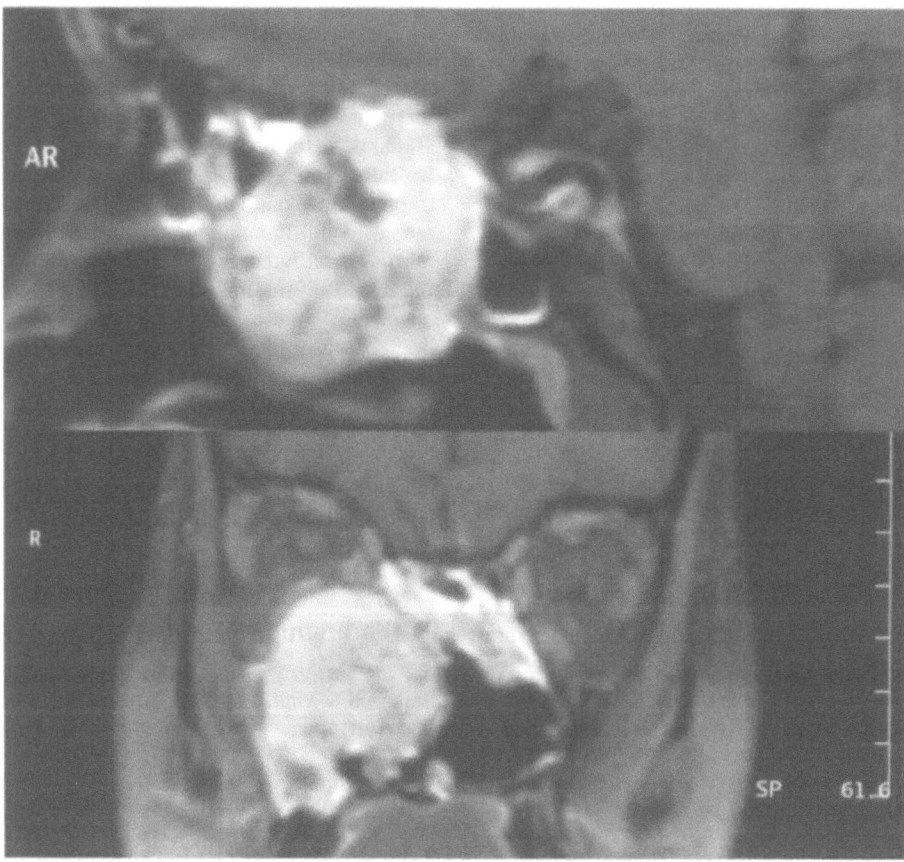

Abb. 1. Pat., w, 28 Jahre: Chondrosarkom der Rhinobasis mit Beteiligung der rechten Orbita, der Dura und der Keilbeinhöhle; oben: sagittal; unten: coronar

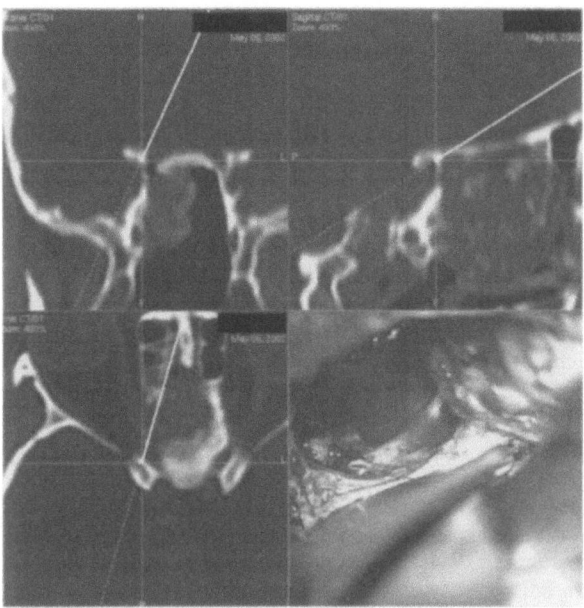

Abb. 2. Intraoperativer Datensatz beim Einblick in die Keilbeinhöhle nach vollständiger transbasaler Tumorresektion mit Dokumentation in 3 Ebenen. Rechts unten simultane Visualisierung mittels Mikroskopanbindung

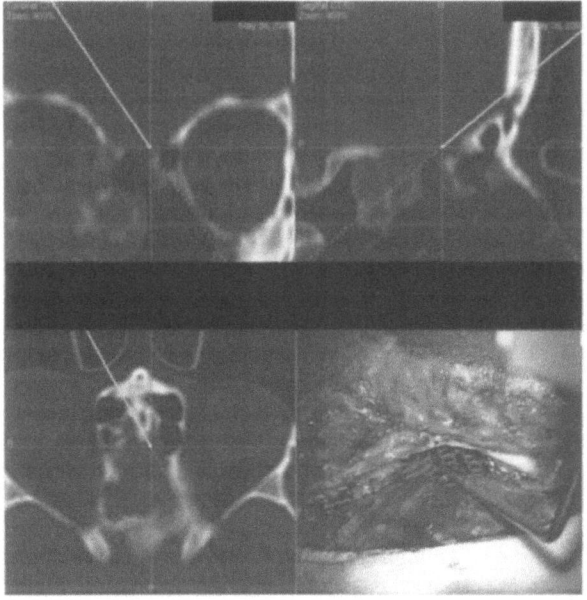

Abb. 3. Rekonstruktion der Rhinobasis mittels Titanmesh. Die Navigation unterstützt und dokumentiert die korrekte Positionierung des Mesh

eigentliche Referenzierungsdauer bei 4 bis 5,5 min und war somit schneller als bei Oberflächenreferenzierung. Letzteres dauerte 8 bis 10,5 min. Allerdings mussten die beiden Patienten, bei denen eine Zahnschienenreferenzierung erfolgte, diese präoperativ anfertigen lassen, was einen zusätzlichen Besuch in der MKG-Chirurgie erforderlich machte. Die von den Navigationscomputern errechnete Genauigkeit lag für die Zahnschienen bei im Mittel 0,4 mm und die Reproduzierbarkeit (max. 1 mm) bei 94%, für die Oberflächenreferenzierung bei 0,7 mm und 87%. Die Stirnhöhlengrenzen wurden in allen Fällen klar und korrekt erkannt – eine akzidentelle Eröffnung der Dura oder des Tumors trat niemals auf. Auch die intraoperative navigationsgestützte Rekonstruktion erfolgte jeweils ästhetisch und anatomisch korrekt. Als einzige Komplikation kam es bei 2 Patienten intraoperativ zu einer Dislokation des Navigationssterns an der Mayfieldklemme, so dass eine Re-Referenzierung erforderlich wurde. Diese ist intraoperativ nur mit der Oberflächenmethode möglich, da die Freilegung einer Zahnschiene zur Unsterilität führen würde. Für die Nachreferenzierung errechneten die Navigationssysteme eine Genauigkeit von 0,8 bzw. 0,9 mm. Die von uns in diesen Fällen vorgenommene Überprüfung und Messung an erkennbaren Punkten ergab allerdings eine Ungenauigkeit zwischen 1,2 mm in Stirnnähe und 3,4 mm im dorsalen Bereich. Dies entspricht der Erfahrung, dass sich die vom Navigationssystem errechnetete Ungenauigkeit allein auf die Beziehung der Referenzierungspunkte untereinander bezieht und somit in der Regel unter der realen Ungenauigkeit liegt („virtuelle Genauigkeit").

Diskussion

Die rasante Entwicklung auf dem Gebiet der Informationstechnologie und Bildgebung eröffnet dem Schädelbasischirurgen heute Möglichkeiten [4, 11], die vor wenigen Jahrzehnten undenkbar schienen, allerdings auf ihre Sinnhaftigkeit in Anbetracht der Kosten geprüft werden müssen. Wir ziehen bei der Verwendung von Navigationssystemen die infrarotgestützten den elektromagnetischen Systemen vor, da die letzteren eine Störanfälligkeit in der Gegenwart metallischer Hilfsmittel aufweisen und ihnen eine höhere Ungenauigkeit zugeschrieben wird [7]. Bei unseren Patienten wurde mit einer Zahnschiene oder durch Oberflächenerkennung referenziert. Die ebenfalls gebräuchlichen Hautmarker werden von uns im Regelfall nicht mehr eingesetzt, da sie mit einer erhöhten Ungenauigkeit einhergehen [3]. Unsere Qualitätssicherungsanalyse zeigt, dass der Einsatz von Navigationssystemen unter dem Aspekt der Sicherheit für die Patienten in vollem Umfang gerechtfertigt ist. Bei beiden verwendeten Methoden ist der zeitliche intraoperative Mehraufwand von weniger als einer Viertelstunde bei einem mehrstündigen (um 5 Stunden) Eingriff uneingeschränkt vertretbar. Die intraoperativen Komplikationen beschränkten sich auf weitgehend behebbare Funktionsstörungen der Navigation in 2 Fällen; für die Patienten als solche ergab sich gar keine Komplikation, vielmehr wurden die Ziele einer kontrollierten Kraniotomie und Trepanation, einer Unterlassung akzidenteller Läsionen der Dura oder des Tumors sowie einer vollständigen und kontrollierten Tumorresektion bei allen Patienten erreicht. Wird frühzeitig die intraoperative Navigation in Betracht gezogen, so kann bereits ein initiales Dünnschicht-CT im operierenden Zentrum angefertigt werden, was dem Patienten eine Strahlenbelastung durch wiederholte Durchführung eines CT und dem Gesundheitssystem Kosten erspart. Die in unserer Untersuchung gemessene minimal höhere Genauigkeit und Reproduzierbarkeit sowie der einige Minuten geringere intraoperative Zeitaufwand bei Verwendung der Zahnschiene zur Referenzierung fallen unseres Erachtens praktisch nicht ins Gewicht, zumal Mehraufwand für Patienten und Personal aus einem zusätzlichen Besuch zur individuellen Anfertigung der Schiene impliziert ist. Klinisch-intraoperativ sind aus unserer Sicht beide Referenzierungsmethoden als gleichwertig zu betrachten.

Literatur

1. Anon JB (1998) Computer-aided endoscopic sinus surgery. Laryngoscope 108: 949-961
2. Derome P, Akerman M, Anquez L (1972) Les tumeurs spheno-ethmoidales: possibilites d'exerese et de reparation chirurgicales. Neurochirurgie 18 [Suppl]: 1-164
3. Husstedt H, Heermann R, Becker H (1999) Contribution of low-dose CT-scan protocols to the total positioning error in computer-assisted surgery. Comput Aided Surg 4: 275-280
4. Klimek L, Wenzel M, Mösges R (1993) Computer assisted orbital surgery. Ophthalmic Surg 24: 411-417
5. Lenarz T, Heermann R (1999) Image-guided and computer-aided surgery in otology and neurotology: is there already a need for it? Am J Otol 20:143-144
6. Luxenberger W, Köle W, Stammberger H, Reittner P (1999) Computer assisted localization in endoscopic sinus surgery – state of the art? The Insta Trak system. Laryngo-Rhino-Otol 78: 318-325
7. Metson R, Gliklich RE, Cosenza M (1998) A comparison of image guidance systems for sinus surgery. Laryngoscope 108: 1164-1170
8. Moesges R, Klimek L (1993) Computer-assisted surgery of the paranasal sinuses. J Otolaryngol 22: 69-71
9. Raveh J, Laedrach K, Speiser M et al. (1993) The subcranial approach for fronto-orbital and anteroposterior skull base tumours. Arch Otolaryngol Head Neck Surg 119: 385-393
10. Schramm A, Gellrich N-C, Buitrago-Téllez C H et al. (1998) Computer assisted treatment of maxillofacial tumours. J Cranio-Maxillofac Surg 26: 173
11. Spetzger U, Laborde G, Gilsbach JM (1995) Frameless neuronavigation in modern neurosurgery. Minim Invasive Neurosurg 38: 326-330
12. Unterberger S (1958) Zur Versorgung fronto-basaler Verletzungen. Eur Arch Otorhinolaryngol 172: 463-484
13. Vougioukas V, Hubbe U, Schipper J, Spetzger U (2003) Navigated transoral approach to the cranial base and the craniocervical junction. Neurosurgery 52: 247-250

Korrespondenz: Priv.-Doz. Dr. W. Maier, Universitäts-HNO-Klinik Freiburg, Killianstraße 5, 79106 Freiburg, Deutschland,
e-mail: maier@hno1.ukl.uni-freiburg.de

Die Behandlung von Adenokarzinomen der Nasennebenhöhlen – eine Alternative?

P. R. Issing[1], **Th. Dreyer**[2] und **J. J. Hammersen**[1]

[1] Klinik für HNO-Heilkunde, Klinikum Bad Hersfeld und
[2] Pathologisches Institut, Universität Gießen, Deutschland

Einführung

Neoplasien der Nasennebenhöhlen zeichnen sich durch eine vergleichsweise große histologische Vielfalt aus, auch wenn Plattenepithelkarzinome quantitativ überwiegen. Insbesondere bei holzstaubexponierten Personen finden sich als berufsbedingte Tumoren Adenokarzinome der sinunasalen Region [1], weshalb hier Vorsorgeuntersuchungen etabliert worden sind.

Wegen der engen topographischen Beziehung der Nasennebenhöhlen zur Frontobasis einerseits und der Orbita andererseits bedingt die notwendige radikal-chirurgische Therapie funktionelle Einbußen bzw. ästhetische Beeinträchtigungen. Anhand einer Patientin soll eine allgemein wenig bekannte Alternative bestehend aus einer weitestgehenden Tumorentfernung gefolgt von einer lokalen Chemotherapie vorgestellt werden.

Kasuistik

Bei der Patientin handelt es sich um eine 43-jährige, sonst gesunde Frau, die sich im Januar beim HNO-Arzt mit seit drei Wochen rezidivierender Epistaxis aus dem linken Nasenloch vorstellte. Bei der Untersuchung fand sich ein die linke Nasenhaupthöhle nahezu komplett verlegender Tumor. Eine Hypästhesie im Ausbreitungsgebiet des N. infraorbitalis links, Schmerzen oder Doppelbilder bestanden nicht. Eine Holzstaubexposition wurde verneint.

In der bildgebenden Diagnostik fand sich bei

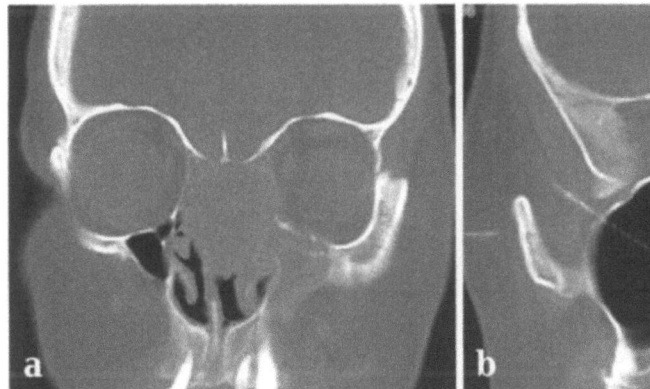
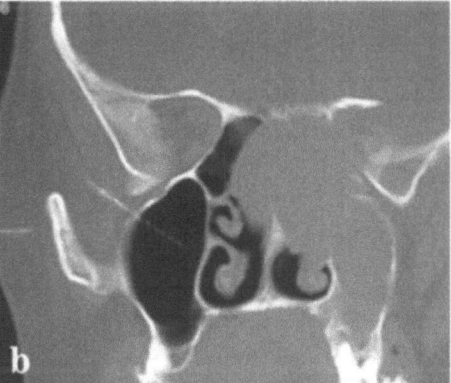

Abb. 1. Präoperative Computertomographie mit Darstellung der ausgedehnten Raumforderung, die zum Teil die knöchernen Begrenzungen der Frontobasis und Orbita destruiert hatte

der Computertomographie ein deutlich kontrastmittel-aufnehmender Tumor des linken Nasennebenhöhlensystems mit wahrscheinlichem Ausgang vom Siebbeinzellsystem bzw. der Keilbeinhöhle. Teilweise war die knöcherne Abgrenzung zur Schädelbasis und der Orbita auf dem CT nicht mehr zu erkennen. Eine MRT war trotz Sedierung wegen Klaustrophobie nicht möglich.

Die histopathologische Aufarbeitung einer Probe aus dem Tumor ergab ein Adenonkarzinom. Das übrige Staging war ohne Hinweis auf eine Fernmetastasierung, lediglich in der sonographischen Untersuchung des Halses fanden sich zwei suspekte Lymphknoten im Level II ipsilateral.

Nach ausführlicher Aufklärung wurde der Patientin eine kraniofaziale Resektion mit eventueller Exenteratio orbitae vorgeschlagen, die sie jedoch ablehnte. Wegen der großen Masse und des relativ hohen Differenzierungsgrades des Tumors erschien eine rein konservative Therapie mit einer Bestrahlung und Chemotherapie wenig aussichtsreich. Deshalb wurde ihr das Therapieregime nach Knegt [2] vorgeschlagen, in das sie einwilligte.

Der Tumor wurde in Modifikation zu Knegt über ein Midfacial Degloving ohne Resektion von Dura und Periorbita makroskopisch in toto entfernt, ohne allerdings die vom Tumor erreichten Areale dieser Strukturen zu entfernen. Der Knochen der Frontobasis und ebenso die Lamina orbitalis ossis ethmoidalis wurden großflächig abgetragen. Auf diese Stellen wurde am Ende der Operation Efudix® Paste (5-Fluorouracil) aufgetragen. Um die Salbe, die sich unter Körpertemperatur verflüssigt, an Ort und Stelle zu halten, ist eine entsprechende Tamponade aus Salbenstreifen einzubringen. Erfolgt dies nicht, läuft die Paste dem Patienten in den Rachen und induziert eine Pharyngitis. In gleicher Sitzung erfolgte eine modifiziert radikale Neck dissection linksseitig. Der Zugang über den linken Mundvorhof wurde für die postoperativ notwendigen Tamponadenwechsel im Gegensatz zu den übrigen Schnitten nicht vernäht. Beginnend nach 5 Tagen nach der Tumorresektion erfolgte über einen Zeitraum von 4 Wochen jeweils zweimal pro Woche ein Wechsel der Tamponade mit Abtragung der entstandenen Nekrosen und erneuter Applikation von Efudix® bei wacher Patientin unter ambulanten Bedingungen.

Histologie

Histologisch zeigten sich neben einem lockeren lymphoplasmazellulären Entzündungsinfiltrat grob invasive glanduläre atypische Strukturen mit zum Teil kribriformem Wachstumsmuster und desmoplastischer Stromareaktion. Insgesamt handelt es sich um ein mittelgradig differenziertes Adenokarzinom vom intestinalen Typ $pT_3N_0M_x$. Histopathologisch konnte kein sicheres T_4-Kriterium gesehen werden. Die Lymphknoten des ND-Präparates waren tumorfrei.

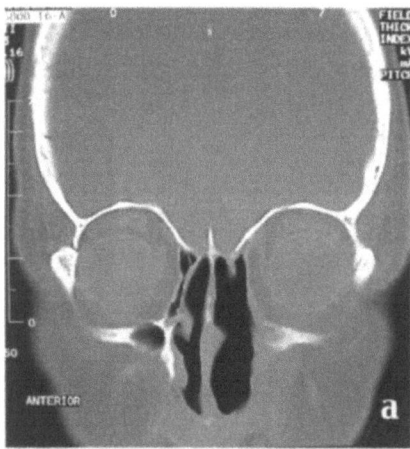 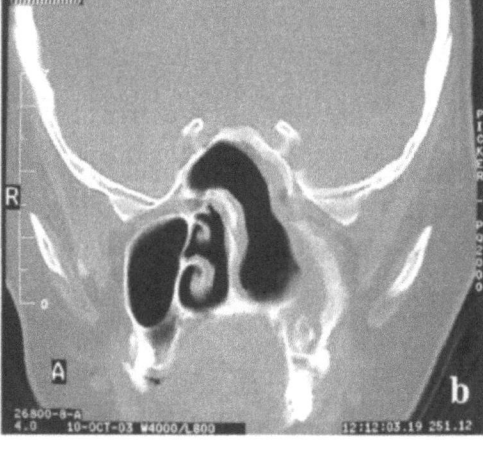

Abb. 2. Postoperative Computertomographie. Weitgehend unauffällige Resektionshöhle mit lediglich geringer Schleimhautschwellung, die histologisch keinen Hinweis auf ein Rezidiv ergab

Tabelle 1. Übersicht über einige Behandlungsergebnisse von Adenokarzinomen der Nasennebenhöhlen

Autor	Methode	N	5-Jahres-ÜLR %	10-Jahres-ÜLR %
Lund et al.	KFR	42	43	38
Salvan et al.	KFR	31	39	-
Tiwari et al.	LR+RT	24	59	50
Knegt et al.	TD+LC	62	87	74

KFR kraniofaziale Resektion, *RT* Radiatio, *LR* laterale Rhinotomie, *LC* lokale Chemotherapie, *TD* tumour debulking, *ÜLR* Überlebensrate, *n* Anzahl der Patienten

Verlauf

Nach Abschluss der lokalen Chemotherapie erfolgte in Narkose eine Exploration der Resektionshöhle, die nahezu glatt und ohne Granulationen ausgekleidet war, mit Entnahme multipler Biopsien. Histologisch erwiesen diese sich auch in den ehemals tumorbefallenen Lokalisationen als tumorfrei. Dieses Vorgehen wurde 6 Monate posttherapeutisch mit gleichem Ergebnis wiederholt. Insgesamt hat die Patientin die Behandlung sehr gut toleriert und plant jetzt den Verschluss der noch immer offenen Mund-Antrum-Fistel. Ästhetisch und funktionell bestehen sonst keinerlei Beeinträchtigungen.

Diskussion

Die kraniofaziale Resektion hat trotz einiger gravierender Risiken zu einer Verbesserung der Behandlungsergebnisse der NNH-Malignome geführt. Vergleicht man allerdings die Resultate der verschiedenen Gruppen für das relativ seltene Adenokarzinom (Tabelle 1), so scheint das Regime von Knegt der konventionellen Strategie überlegen zu sein. Da es zudem die Ästhetik und Funktionalität berücksichtigt, ist die bisher weitgehende Unbekanntheit verwunderlich. Insbesondere bei Patienten, für die eine kraniofaziale Resektion nicht in Frage kommt, kann es – neben einer sich jetzt etablierenden endonasalen Resektion – eine sinnvolle Alternative sein.

Literatur

1. Bashir AA, Robinson RA, Benda JA, Smith RB (2003) Sinonasal adenocarcinoma: immunohistochemical marking and expressions of oncoproteins. Head Neck 25: 763-771
2. Knegt PP, Ah-See KW, Velden L, Kerrebijn J (2001) Adenocarcinoma of the ethmoidal sinus complex. Arch Otolaryngol Head Neck Surg 127: 141-146
3. Lund V, Howard DJ, Wie WI, Cheesmann AD (1998) Craniofacial resection for tumor of the nasal cavity and paranasal sinuses: a 17-year experience. Head Neck 20: 97-105
4. Salvan D, Julieron M, Marandas P (1998) Combined transfacial and neurosurgical approach to malignant tumours of the ethmoid sinus. J Laryngol Otol 112: 446-450
5. Tiwari R, Hardillo JA, Tobi H, Mehta D, Karim AB, Snow G (1999) Carcinoma of the ethmoid: results of treatment with conventional surgery and post-operative radiotherapy. Eur J Surg Oncol 25: 401-405

Korrespondenz: Prof. Dr. P. R. Issing, Klinik für Hals-Nasen-Ohrenheilkunde, Kopf-, Hals- und plastische Gesichtschirurgie, Klinikum Bad Hersfeld, Seilerweg 29, 36251 Bad Hersfeld, Deutschland, e-mail: HNO@KLINIKUM-Hef.de

Das Hämangioperizytom der Frontobasis

P. R. Issing[1], **F. Franke**[2] und **J. J. Hammersen**[1]

[1] Klinik für HNO-Heilkunde, Klinikum Bad Hersfeld und
[2] Pathologisches Institut, Universität Gießen, Deutschland

Einführung

Neben den häufigeren Plattenepithelkarzinomen der Nasennebenhöhlen gibt es noch eine Reihe anderer Neoplasien dieser Region, die durch ihre enge Topographie zur Orbita und vorderen Schädelbasis diagnostisch und therapeutisch anspruchsvoll anzugehen sind.

Hämangioperizytome sind sehr seltene Tumoren, die von den perikapillären Perizyten ausgehen und seit ihrer Beschreibung von Scout und Murray 1942 in etwa 200 Fällen dokumentiert sind [14, 15]. Die Tumoren kommen häufiger an den Extremitäten und im Gehirn vor [8, 13], während das Auftreten im Kopf-Hals-Bereich zwischen 16 und 33% der Fälle berichtet wird [1, 5, 7, 11]. Mittlerweile wird das Hämangioperizytom der sinunasalen Region als eigene Tumorentität angesehen und dafür der Begriff des „hemangiopericytoma-like tumor of nasal passages" vorgeschlagen [6].

Der Tumor ist überwiegend benigne, kann jedoch auch lokal destruierend wachsen und Metastasen in Lunge, Leber und das Skelett setzen. Histologisch ist dieses Verhalten nicht sicher zu prognostizieren. Morphologische Hinweise dafür finden sich in erhöhter Zelldichte und mitotischer Aktivität, dem Auftreten von Nekrosen, hämorrhagischen Zonen und undifferenzierten Zellen. Mit Hilfe molekularbiologischer Analyse der Expression auf Ki67 bzw. MIB 1 als Proliferationsmarker lässt sich die Zuordnung heute einfacher treffen [3, 4, 9, 10].

Kasuistik

Eine 81-jährige, sonst gesunde Patientin stellte sich wegen einer seit einigen Wochen bestehenden rechtsseitigen Nasenatmungsbehinde-

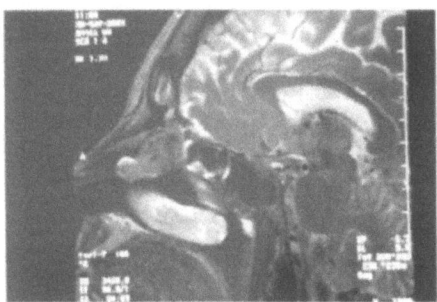 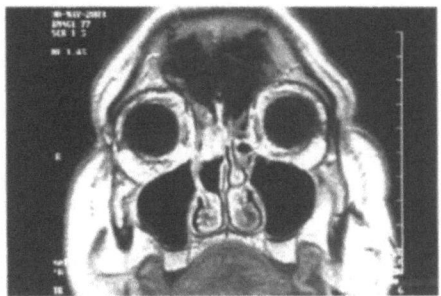

Abb. 1. Präoperative Darstellung des Tumors in der MRT mit Ausgang von der Frontobasis ohne endokranielle Ausdehnung

rung beim HNO-Arzt vor. Schmerzen, Doppelbilder oder Sensibilitätsstörungen bestanden nicht. Bei der Rhinoscopia anterior fand sich rechts ein rötlicher, die Nasenhaupthöhle nahezu vollständig verlegender Tumor. Die extern entnomme Biopsie wurde zunächst als Leiomyom eingestuft. Nach bildgebender Diagnostik ohne Hinweis auf endokranielle Ausbreitung oder Metastasierung erfolgte die endonasale, mikrochirurgische Exstirpation des Tumors, der sich zwischen Septum und Ansatz der mittleren Nasenmuschel an der Frontobasis entwickelt hatte. Es konnte eine histologisch kontrollierte R_0-Resektion erfolgen.

Histologie

Der spindelzellige Tumor zeigt wechselnd zellreiche Areale mit gelegentlich auch nachweisbaren Mitosefiguren ohne wesentliche Atypien. Immunhistologisch ergab sich kein Hinweis auf die Expression neuroendokriner Marker bei Negativität für NSE, Synoptophysin und Chromogranin, auch die melanozytären und Nervenscheidenmarker S-100-Antigen, HMB45 und Melanin A sind jeweils in den Tumorzellen komplett, negativ. Die Tumorzellen exprimieren herdförmig etwas Vimentin, allenfalls fokal diskret spärlich Aktin (HHF35). Desmin, Pankeratin und CK18 jeweils nicht vertreten. Auch kein Hinweis auf EMA, HEA125 oder CD99, ebenfalls negativ GFAP und KPI (CD68). CD34 ist nur fokal allenfalls äußerst diskret vertreten, markiert jedoch eingefasste Kapülaren und Gefäßendothelien deutlich. CD117 monoklonal diskret immunoreaktiv (fragliche Kreuzreaktivität), polygonal lediglich einige eingefasste CAJAL-Zellen positiv. Nur geringe Proliferationsaktivität in der MIBI-Darstellung. In der Versilberung dann ein oft deutlich perizellulär verteiltes zartes Retikulinfasergerüst, das viele der Tumorzellen umspinnt.

Verlauf

Nach Abschluss der Therapie erfolgte 6 Monate später eine Reevaluation, die einschließlich der endoskopischen Untersuchung und einer Computertomographie

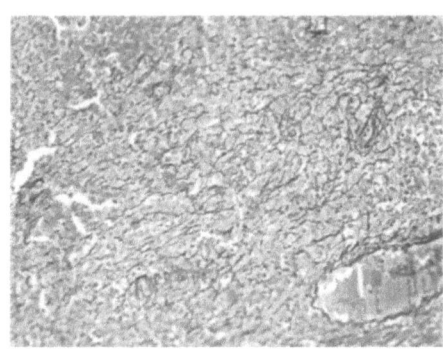

Abb. 2. Histologischer Befund des Tumorgewebes in der Versilberung mit Darstellung des für das Hämangioperizytom typischen Geflechtes aus zarten Retikulinfasern um die Tumorzellen

keine Hinweise auf ein Lokalrezidiv ergab. Die Patientin hat derzeit keinerlei Beschwerden.

Diskussion

Das Hämangioperizytom ist ein sehr seltener Tumor im HNO-Bereich, der überwiegend im Nasen-Nasennebenhöhlensystem vorkommt, jedoch auch im Mittelohr beobachtet wurde [9]. Bezüglich der Behandlung existieren bei derartig seltenen Erkrankungen naturgemäß keine statistisch abgesicherten Daten. Allerdings besteht weitgehende Übereinkunft, dass eine möglichst komplette Tumorentfernung die derzeit beste Therapie darstellt. Der Wert einer postoperativen Bestrahlung wird kontrovers eingeschätzt [2, 3, 5, 12, 13]. Lediglich bei ausgedehnter intrakranieller Ausdehnung wird eine Indikation dafür gesehen, wobei hier die Prognose per se als ungünstig einzustufen ist.

Wegen der Möglichkeit von Rezidiven auch nach langen tumorfreien Intervallen ist eine entsprechende Nachsorge notwendig.

Danksagung

Für die Überlassung der MRT-Bilder danken wir Dres. Flicker und Metzger von der MRT-Praxis am Klinikum Bad Hersfeld.

Literatur

1. Abdel-Fattah HM, Adams GL, Wick MR (1990) Hemangioperizytoma of the maxillary sinus and skull base. Head Neck 12: 77-83
2. Borg MF, Benjamin CS (1994) A 20-year-review of haemangiopericytomea in Auckland, New Zealand. Clin Oncol 6: 371-376
3. Catalano PJ, Brandwein M, Shah DK, Urken ML, Lawson W, Biller HF (1996) Sinonasal hemangiopericytomas: a clinico-pathologic and immunohistochemical study of seven cases. Head Neck 18: 42-53
4. Compano J, Hyams VJ (1976) Hemangioperizytoma-like intranasal tumors. A clinicopathologic study of 23 cases. A J C P 66: 672-683
5. Draf W, Berghaus A (1993) Tumoren und Pseudotumoren. Eur Arch Otorhinolaryngol [Suppl] I: 105-186
6. Enzinger FM, Smith BH (1976) Hemangiopericytoma - an analysis of 106 cases. Hum Pathol 7: 61-82
7. Ganzer U, Donath K, Schmelzle R (1992) Geschwülste der inneren Nase, der Nasennebenhöhlen, des Ober- und Unterkiefers. In: Naumann HH, Helms J, Herberhold C, Kastenbauer E (Hrsg) Oto-Rhino-Laryngologie in Klinik und Praxis, Bd 2. Thieme, Stuttgart New York
8. Kennedy JC, Fisher JH (1960) Hemangiopericytoma: its orthopaedic manifestations. J Bone Joint Surg 42: 80-85
9. Koscielny S, Bräuer B, Förster G (2003) Hemangioperizytoma: a rare head and neck tumor. Eur Arch Otorhinolaryngol 260: 450-453
10. Kowalski PJ, Paulino AF (2001) Proliferation index as a prognostic marker in hemangiopericytoma of the head and neck. Head Neck 23: 492-496
11. Maran WC, Lund VJ (1990) Clinical rhinology. Thieme, Stuttgart New York
12. O'Brien P, Brasfield RD (1965) Hemangiopericytoma. Cancer 18: 249-252
13. Rees JH, Kittchen ND, Beany RP, Brada N (2000) Cerebral haemangiopericytoma treated with conservative surgery and radiotherapy. Clin Oncol 12: 124-127
14. Stout AP, Murray MP (1942) Hemangiopericytoma: a vascular tumorfeaturing Zimmermann's pericytes. Ann Surg 116: 26-33
15. Stout AP, Murray MP (1942) Hemangioperizytoma: a study of 25 cases. Am J Surg 116: 26-33

Korrespondenz: Prof. Dr. P. R. Issing, Klinik für Hals-Nasen-Ohrenheilkunde, Kopf-, Hals- und plastische Gesichtschirurgie, Klinikum Bad Hersfeld, Seilerweg 29, 36251 Bad Hersfeld, Deutschland, e-mail: HNO@KLINIKUM-Hef.de

Management einer nasocerebralen Fistel als interdisziplinäre Aufgabe

S. Koscielny[1] und J. Behnke-Mursch[2]

[1] HNO-Klinik, Friedrich-Schiller-Universität Jena und
[2] Klinik für Neurochirurgie, Zentralklinik Bad Berka, Deutschland

Einführung

Fehlbildungen im Bereich der Nase/Nasenwurzel sind selten. Neben Fehlbildungen, die nur im Bereich der äußeren Haut oder des Nasenskeletts gelegen sind, können aber auch Fisteln mit einer direkten Verbindung zum Intracerebralraum gefunden werden (Abb. 1) [7]. In der Literatur gibt es unterschiedliche Bezeichnungen für diese Fehlbildungen (Dermoid, nasocerebrale Fistel, Nasenfistel). Die Inzidenz dieser nasocerebralen Fisteln wird in der Literatur mit 1 : 20.000 bis 1 : 40.000 Geburten angegeben.

Als typisches Symptom findet sich ein so genannter Neuroporus im Bereich des Nasenrückens. Dabei handelt es sich um die äußere Fistelöffnung, die sich auf dem Nasenrücken als kleine Veränderung des Hautkolorits mit der äußeren Fistelöffnung darstellt. Daneben kann sich die Erkrankung auch erstmals über eine entzündliche, zystisch imponierende Anschwellung im medialen Augenwinkel der Kinder manifestieren.

Im letzten Jahr haben wir zwei Kinder mit einem solchen Befund in interdisziplinärer Zusammenarbeit zwischen der HNO-Klinik der Friedrich-Schiller-Universität und der Klinik für Neurochirurgie der Zentralklinik Bad Berka operiert.

Kasuistiken

Patient 1

Der 3-jährige Patient (Ch. K.) wurde im Frühjahr 2003 mit einer entzündlichen Anschwellung im medialen Augenwinkel links in der HNO-Klinik Jena stationär aufgenommen. Ein niedergelassener Chirurg hatte mehrere Monate vor der Aufnahme eine kleine Fistelöffnung im Nasenrücken umschnitten (Abb. 2). Unter dem Verdacht auf eine Fehlbildung veranlassten wir ein MRT (Abb. 3). Dort zeigte sich eine Fistel vom Nasenrücken bis zur Christa galli. Im Bereich des basalen Frontalhirns rechts fand sich eine deutliche entzündliche Reaktion. Zeichen einer Meningitis bestanden nicht.

Die Exstirpation erfolgte in einer gemeinsamen Operation Neurochirurgie/HNO. Zunächst wurde über eine bifrontale Kraniotomie der endkranielle Tumoranteil dargestellt und bis zum Fistelgang reseziert. Anschließend wurde der Bügelschnitt genutzt, um den Eintritt der

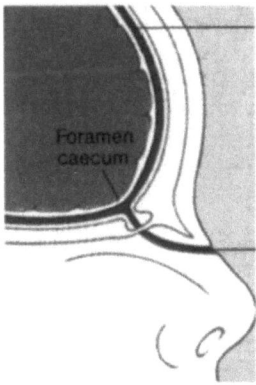

Abb. 1. Schema der nasocerebralen Fistel mit direkter Verbindung zwischen Nasenrücken und Endokranialraum

Fistel in der offen gebliebenen Knochennaht zwischen den beiden Ossa nasalia darzustellen und auf diesem Wege unter Kontrolle von endkraniell zu resezieren. Danach wurde der Rest des Fisteleintrittes im Nasenrücken umschnitten und die Fistel in Richtung Nasenrücken unter Resektion der entzündlichen Verhaltung im medialen Augenwinkel vollständig reseziert. Die Deckung der Schädelbasis erfolgte über einen Galea-Periostlappen unter Rekonstruktion der knöchernen Schädelbasis durch ein split-graft aus der Tabula externa.

In der jetzt 6-monatigen Nachkontrolle sind die äußeren Narben reizlos abgeheilt und der kleine Patient ist völlig beschwerdefrei.

Patient 2

Der 2-jährige Patient stellte sich mit einer seit Monaten bestehenden Anschwellung im medialen Augenwinkel links in der HNO-Klinik Jena vor. Die mitgebrachten MRT-Aufnahmen zeigten eine zystische Raumforderung im medialen Augenwinkel links mit einem Fistelgang zur Christa galli. Das knorplige Septum war in den Bildern nicht sicher identifizierbar.

Die operative Therapie erfolgte in ähnlicher Weise wie bei dem ersten Patienten. Auffällig war aber hier intra operationem eine knorplige Platte im Bereich der Christa galli, unter welcher der Fistelgang endete. Dabei handelte es sich um die Anlage des knorpligen Septums, welche durch die Fehlbildung an ihrem Wachstum in Richtung Nase gehemmt worden war. In der Nase ließen sich lediglich die beiden Schleimhautblätter des Septums nasale nachweisen, ohne dass ein Septumknorpel tastbar war.

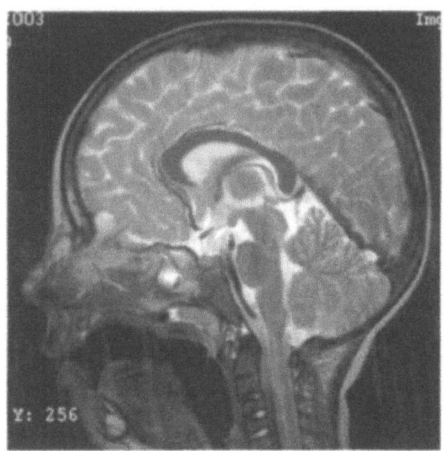

Abb. 3. MRT des Patienten 1 mit der Darstellung des Fistelkanals

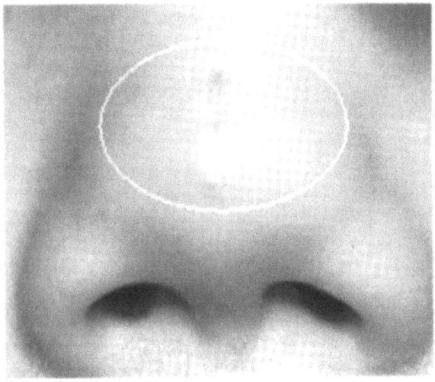

Abb. 2. Neuroporus im Nasenrücken (Patient 1)

Auch dieser Patient verblieb in unserer Nachsorge und ist in der 3-monatigen Kontrolle völlig beschwerdefrei.

Diskussion

Nasocerebrale Fisteln stellen eine seltene Fehlbildung im Bereich des Nasenrückens dar, bei denen eine direkte Kommunikation zwischen der äußeren Haut und dem Intrakranialraum zu verzeichnen ist [3]. Typisches Hinweiszeichen ist der Neuroporus im Bereich des Nasenrückens. Neben dem Vollbild dieser Fistel gibt es alle Variationen vom alleinigen Neuroporus über die nur teilweise offene Fistel bis zur manifesten Fistel. Damit sind solche Patienten gefährdet, an einer Meningitis zu erkranken. Typisches Kennzeichen ist der so genannte Neuroporus im Bereich des Nasenrückens (s. Abb. 2). Dieser sollte immer ein Hinweiszeichen sein, eine bildgebende Diagnostik vor jeder chirurgischen Therapie, auch im ambulanten Sektor durchzuführen. Ansonsten besteht die Gefahr, dass durch Manipulationen an der äußeren Fistelöffnung über entzündliche Reaktionen im Fistelgang eine endkranielle Entzündung manifest werden kann, so wie wir es im ersten Fall erlebt haben.

Deshalb halten wir bei jedem Verdacht auf eine Fehlbildung im Bereich des Nasenrückens eine bildgebende Diagnostik, im Idealfall in Form des MRT, vor jeder chirurgischen Manipulation für indiziert [3, 4].

Im zweiten Fall hatte die Fistelbildung zu einer fehlenden Entwicklung des Septum nasi geführt, welches als Knorpelplatte unter der Christa galli an der Schädelbasis verblieben war.

Es bleibt der langfristigen Nachbeobachtung vorbehalten, inwieweit es infolge dieses Ereignisses zu Problemen mit dem Gesichts- und Nasenwachstum kommt.

Als Therapie scheint das von uns favorisierte Konzept eines interdisziplinären Vorgehens in gemeinsamer Arbeit von Neurochirurg und HNO-Chirurg über eine bifrontale Trepanation und gegebenenfalls kleine Hautinzisionen das schonendste mit den geringsten ästhetischen Problemen zu sein.

Literatur

1. Bradley PJ (1981) Nasaldermoids in children. Int Pediatr Otorhinolarygol 3: 63-70
2. McQown SA, Smith JD, Gallo AE (1983) Intracranial extension of nasal dermoids. Neurosurgery 12: 531-515
3. Otto HD, Gerhardt HJ (1990) Kongenitale Epidermoide des Schläfenbeines, Teil 1. Pathogenese. HNO 38: 43-49
4. Pratt LW (1965) Midline cysts of the nasal dorsum: embryolic origin and treatment. Laryngoscope 72: 968-980
5. Session RD (1982) Nasal dermal sinus – new concepts and explantation. Laryngoscope 92: 1-28
6. Weerda H (1992) Mißbildungen und Formfehler. In: Kastenbauer E (Hrsg) Nasen, Nasennebenhöhlen, Gesicht, Mundhöhle und Pharynx, Kopfspeicheldrüsen. Thieme, Stuttgart New York

Korrespondenz: PD Dr. med. S. Koscielny, HNO-Klinik, Friedrich-Schiller-Universität Jena, Lessingstraße 2, 07743 Jena, Deutschland, e-mail: sven.koscielny@med.uni-jena.de

Vorhersagewerte von Beta-trace Protein (Prostaglandin D Synthase) mittels Laser-Nephelometer zur Identifikation von Liquor

G. Bachmann[1], H. Petereit[2], U. Djenabi[3] und O. Michel[4]

[1] Øre-Nese-Hals-Avdelingen, Universitetssykehuset i Nord-Norge, Tromsø, Norway
[2] Klinik und Poliklinik für Neurologie und
[3, 4] Klinik und Poliklinik für Hals-Nasen-Ohrenheilkunde, Universität Köln, Deutschland

Einleitung

Liquorfisteln können als Folge von Traumen, chirurgischen Eingriffen, Fehlbildungen oder Tumorwachstum auftreten. In seltenen Fällen bleibt die Ätiologie unbekannt [1–3]. Da Liquorfisteln lebensbedrohlichen Komplikationen vorausgehen, sind diagnostische Werkzeuge zum Nachweis von Liquorspuren erwünscht [4, 5]. Idealerweise sollte die Methode nicht-invasiv, nicht-strahlenbelastend und labortechnisch mit kleinen Probenmengen und einem standardisiertem Verfahren durchführbar sein. Nur Labortests unter der Verwendung von Liquormarkern werden diesen Anforderungen gerecht.

Wurde eine Liquorfistel nachgewiesen, so sollte sie chirurgisch verschlossen werden, unabhängig von ihrer Lokalisation [6–10].

Beta-trace Protein (β-TP) ist ein stabiles Enzym und gehört zu der Familie der Lipokaline. Lipokaline sind sekretorische Enzyme, welche kleine lipophile Substanzen transportierten. 1993 konnten Hoffmann et al. zeigen, dass β-TP identisch mit Prostaglandin D Synthase ist [11]. Abgesehen von Präalbumin, Albumin und IgG ist β-TP mit einem Gehalt von 17 mg/l das am höchsten konzentrierte liquorspezifische Protein. β-TP wurde auch im Urin, Kammerwasser und Innenohrflüssigkeiten nachgewiesen [12]. Eine schwere Nierenfunktionsstörung verursacht erhöhte Serumwerte. Bei Gesunden liegt der durchschnittliche Serumwert von β-TP bei 0,3 mg/l. Das Liquor/Serum Verhältnis von β-TP ist 33, welches das Höchste aller bekannten liquorspezifischen Proteine ist. Es ist deshalb ein idealer Marker für Liquorspuren [13]. Mittels Immunoelektrophorese zeigte β-TP eine Sensitivität von 91,17 % und eine Spezifität von 100 % [14]. Die Korrelation zwischen der immunoelektrophoretischen und einer neuen nephelometrischen Methode war hoch signifikant [15].

Das Ziel der Studie war die Vorhersagewerte dieser Methode zum Nachweis von Liquorspuren zu kalkulieren.

Methoden

Proben

Zwischen Januar 1994 und November 2000 wurden 154 Proben von 84 Patienten auf den Gehalt von β-TP untersucht. 74 von den 154 Proben wurden mit Meroceltamponaden gewonnen, die von den Siebbeinzellen nach endoskopischer Nasennebenhöhlenchirurgie entfernt worden waren. Das durchschnittliche Alter betrug 47,4 Jahre, mit einem Umfang von 4 bis 85 Jahren. Die durchschnittliche Nachbeobachtungszeit betrug 8,3 Wochen, mit einem Umfang von 1 bis 182 Wochen.

Das nephelometrische beta-trace Protein Verfahren

Zur quantitativen Bestimmung von β-TP wurde ein neu entwickelter Forschungskit, N latex β-TP (Dade Behring, 65835 Liederbach, Germany) verwendet. N Latex β-TP ist ein lyophilisiertes Reagenz für den Behring Nephelometer Analyzer (BNA). In der Gegenwart von of β-TP agglutinieren Polystyrolpartikel, welche mit gegen menschliches β-TP gerichteten polyklonalen Kaninchenantikörpern beschichtet sind. Die durch die Agglutination hervorgerufene Zunahme der Lichtstreuung wird mittels Laserabsorption gemessen.

5 µl der Proben wurden mit Pufferlösung auf ein Volumen von 500 µl verdünnt (Dade Behring, 65835 Liederbach, Germany) und der Messung auf dem BNA zugeführt. 12 Minuten nach Zugabe von N latex β-TP wurde die Streuung erneut gemessen. Das Reaktionsset bestand aus 50 µl Polystyrolpartikeln, welche mit 1,8 mg/100 mg immunoaffinitäts gereinigten polyklonalen Kaninchen β-TP Antikörpern beschichtet waren, 15 µl Supplement, um Fehlreaktionen mit anti-IgG-Antikörpern zu vermeiden (Dade Behring, 65835 Liederbach, Germany) und Verdünner. Die Konzentration von β-TP wurde mittels eines BNA-Computerprogramm anhand einer sieben-Punkte Standardkurve kalkuliert. Der Messbereich lag zwischen 0,25 und 15,8 mg/L für die Originalverdünnung von 1:100. Proben mit einem höheren oder niedrigeren β-TP Gehalt wurden automatisch mit einer entsprechenden Verdünnung erneut gemessen. Das kleinste Volumen für eine Probe war 5 µl. Die analytische Ungenauigkeit des Verfahrens war 2,3 bis 6,5%. Die untere Nachweisgrenze für eine 1:1 verdünnte Probe war 2,5 µg/l [16].

In Anlehnung an bereits veröffentlichte Daten wurde ein β-TP Gehalt von 6 mg/L oder höher als „positiv" bewertet, vereinbar mit dem Nachweis von Liquorspuren. Ein Ergebnis mit weniger als 3 mg/l wurde als negativ für Liquorspuren definiert. Ein Ergebnis zwischen 3 und 6 mg/l wurde als fraglich positiv bewertet und eine erneute Probengewinnung veranlasst [16].

Evaluation der Vorhersagewerte des β-TP Tests

Für den Nachweis von Liquorspuren gibt es keine allgemein akzeptierte Standardmethode. Zur Entscheidung, ob ein Liquorfistel vorgelegen hat oder nicht, wurde deswegen der klinische Verlauf, die intra-operativen Befunde und relevante komplementäre Untersuchungen retrospektiv ausgewertet. Da 5 Patienten sowohl positive als auch negative β-TP Ergebnisse hatten, wurden alle β-TP Proben mit in die Auswertung aufgenommen. Folgende relevante komplementäre Untersuchungen wurden ausgewertet: hochauflösendes Felsenbein- oder Nasennebenhöhlen CT, MR, CT-cisternographie, ^{111}In-DTPA Liquorscintigraphie, intra-operative Befunde oder intra-operatives Anfärben von Liquor mittels Natrium-Fluorescein. Die Diagnose einer Liquorfistel wurde ausgeschlossen, wenn der klinische Verlauf, die radiologischen Befunde, die nuklearmedizinischen Befunde, und die intra-operativen Befunde keinen Nachweis einer Liquorfistel erbringen konnten. Die Diagnose einer Liquorfistel wurde bestätigt, wenn der klinische Verlauf oder eine der relevanten komplementären Untersuchungen einen direkten oder indirekt Nachweis einer Liquorfistel erbrachten.

Der Glucosegehalt wurde nicht als Parameter für eine Liquorfistel gemessen. Zwei Patienten mit bereits andernorts durchgeführten „positiven" Glucosetests wurden mit in die Studie aufgenommen.

Die statistische Auswertung wurde mit einer Vier-Felder-Tafel vorgenommen. Es wurden die Sensitivität, die Spezifität und der positive und negative Vorhersagewert berechnet.

Ergebnisse

Die meisten Proben wurden von der vorderen Schädelbasis oder von der Nase für den Nachweise von β-TP gewonnen. Als Grunderkrankung lagen Entzündungen, Traumen oder Tumorbildung vor (Tabelle 1). Ein Patient hatte eine nicht-dialysepflichtige Niereninsuffiziens. Keiner der beobachteten Patienten hatte eine schwere Nierenpathologie.

Bei allen Patienten mit positiven β-TP Ergebnissen wurden entweder durch den klinischen Verlauf oder durch komplementäre Untersuchungen eine Liquorfistel bestätigt.

In vier Proben von zwei Patienten fanden sich falsch negative Ergebnisse:

Kasus 1

Drei Proben wurden von einem Patienten gewonnen, bei dem Jahre nach einer Felsenbeinfraktur ein Paukenerguss diag-

Tabelle 1. Anatomische Lokalisation und Erkrankung

	Inflammation	Trauma	Tumor	Unbek.	Σ
Vordere Schädelbasis					
– sinus frontalis	2	-	3	-	5
– ethmoidalsinus	8	9	1	-	18
– ethmoid Tamponaden*	85	-	-	-	85
– sphenoidalsinus	-	1	-	1	2
– Nasenkavität	5	16	6	2	29
Seitliche Schädelbasis					
– Felsenbein	2	5	6	-	13
Zentrale Schädelbasis					
– Nasopharynx	-	1	1	-	2
Σ	102	32	17	3	154

*Proben von Meroceltamponaden. Die Tamponaden wurden aus dem Siebbeinzellenbereich zwei Tage nach endoskopischer Nasennebenhöhlenchirurgie entfernt

nostiziert worden war. Auch nach einer Behandlung mit Paukendrainage kam es erneut zu Paukenergüssen. Die Proben wurden vom äußeren Gehörgang genommen. Die Analysenwerte für β-TP lagen unter 3 mg/l. Bei der diagnostischen, transmastoidalen Tympanoskopie wurde ein Duraprolaps und ein Duradefekt mit klarem Liquorfluss beschrieben. Die Proben vom äußeren Gehörgang waren deshalb falsch negativ.

Kasus 2

Dieser Patient wurde aufgrund einer Fazialisparese nach Felsenbeinfraktur vorgestellt. Es zeigte sich wenig Flüssigkeit im äußeren Gehörgang und eine Probe wurde entnommen. Der Gehalt von ß-TP lag unter 3 mg/l. Bei der transmastoidalen Fazialisdekompression zeigte sich eine Liquorfistel. Das β-TP Ergebnis war deshalb falsch negativ.

Die Spezifität und der positive Vorhersagewert von β-TP waren 1. Die Sensitivität und der negative Vorhersagewert waren 0,8 und 0,971. Die diagnostische Genauigkeit war 0,974.

Diskussion

Der Nachweis von Liquor kann eine diagnostische Herausforderung sein, da Liquorfisteln nicht immer klinische Symptome zeigen. Patienten mit einer Liquorfistel nach Schädelhirntrauma können für Jahrzehnte beschwerdefrei sein [4, 5]. Die Bezeichnung „spontane Liquorfistel", welche nicht gut definiert ist, sollte vermieden werden [17].

Tabelle 2. Untersuchungen und intra-operative Befunde. Kombinierte oder wiederholte Tests oder wiederholte Chirurgie eingeschlossen

Untersuchung	N	Liquorfistel bestätigt Total	%
Intra-operative Befunde	90	21	23,3
Hochauflösendes CT	43	1	2,3
MR	6	0	0
111In-DTPA Liquorscintigraphie	5	1	25
CT-cisternographie	3	0	0
Natrium-fluorescein	3	2	66,6
Glukose-Test	2	0	0

Glukosetest

Der Glukosetest, ein historischer Marker, wird nicht allgemein zur Diagnostik von Liquorfisteln verwendet [18, 19].

Beta-2-transferrin Test

Eine andere immunologische Methode zum Liquornachweis ist der von Meurman et al. entwickelte $β_2$-transferrin Test [20]. Diese Methode erfordert etwa fünf Stunden Bearbeitungszeit im Labor [21]. Proben mit einem Proteingehalt von 5 g/l oder mehr, bei Nasensekret keine Seltenheit, müssen mit Ammoniumsulphat vorbehandelt werden. Patienten mit schweren Leberfunktionsstörungen haben vermehrt $β_2$-transferrin im Serum [22]. Simmen et al. [3] fand eine Sensitivität von 79% für $β_2$-transferrin. Dagegen wurde von Skedros et al. [23] eine Sensitivität von nahezu 100% und eine Spezifität von 95% (n = 88) beschrieben.

Beta-trace Protein Test

β-TP wurde erstmals 1961 von Clausen als „beta-CSF" beschrieben [24]. Nur wenige Zentren haben in den darauf folgenden Jahren eine semiquantitative Immunelektrophorese zur Messung von ß-TP etabliert [25, 26]. Als Liquormarker zeigte β-TP eine Sensitivität von 91,17% und eine Spezifität von 100% (n = 98) [14]. Der neue nephelometrische Ansatz bietet quantitative Daten, und der labortechnische Aufwand ist wesentlich kürzer – Ergebnisse können nach 20 Minuten vorliegen [16]. Ein Problem ist bei quantitativen Werten oder Schwellenwert. Dieser wurde von Arrer et al. bei 1,31 mg/l angegeben. Dabei lagen zwei falsch positive Werte vor, obwohl eine Spezifität von 100% angebeben wurde [27]. In einer weiteren Arbeit wurde der cut-off mit 0,35 mg/l angegeben, was wir für zu niedrig erachten [28].

Der β-TP Test hat eine Begrenzung bei Patienten mit akuter Glomerulonephritis oder terminaler Niereninsuffizienz, da bei diesen Patienten die β-TP Werte im Serum höher liegen.

Konklusion

Im Vergleich zu dem $β_2$-transferrin Test ist der β-TP Test überlegen. Der β-TP Test kann innerhalb von 20 Minuten bearbeitet werden, und er liefert höhere Vorhersagewerte. Das Liquor/Serum Verhältnis von β-TP ist das höchste von allen Liquorspezifischen Proteinen [13]. Liquorspuren von < 5% können mit ß-TP nachgewiesen werden (16).

Mit dem β-TP Test liegt eine schnelle und labortechnisch günstige Methode vor, um Liquorspuren mit hoher Genauigkeit nachzuweisen.

Literatur

1. Gormley WB, Sekhar LN, Wright DC, Kamerer D, Schessel D (1997) Acoustic neuromas: results of current surgical management. Neurosurgery 41 (1): 50-58
2. Park TS, Hoffman HJ, Humphreys RP, Chuang H (1982) Spontaneous cerebrospinal fluid otorrhea in association with a congenital defect of the cochlear aqueduct and Mondini dysplasia. Neurosurgery 11 (3): 356-362
3. Simmen D, Bischoff T, Schuknecht B (1997) Erfahrungen mit der Abklärung von Frontobasisdefekten, ein diagnostisches Konzept. Laryngo-Rhino-Otol 76: 583-587
4. Crawford C, Kennedy N, Weir WR (1994) Cerebrospinal fluid rhinorrhoea and haemophilus influenzae meningitis 37 years after a head injury. J Infect 28 (1): 93-97
5. Salca HC, Danaila L (1997) Onset of uncomplicated cerebrospinal fluid fistula 27 years after head injury: case report. Surg Neurol 47 (2): 132-133
6. Stammberger H, Greistorfer K, Wolf G, Luxenberger W (1997) Operativer Verschluss von Liquorfisteln der vorderen Schädelbasis unter intrathekaler Natriumfluoreszeinanwendung. Laryngo Rhino Otol 76: 595-607
7. Lanza DC, O'Brian DA, Kennedy DW (1997) Endoscopic repair of cerebrospinal fluid fistulae and encephaloceles. Laryngoscope 106: 1119-1125
8. Hughes RG, Jones NS, Robertson IJ (1997) The endoscopic treatment of cerebrospinal fluid rhinorrhoea: the Nottingham experience. J Laryngol Otol 111 (2): 125-128
9. Kelley TF, Stankiewicz JA, Chow JM, Origitano TC, Shea J (1996) Endoscopic closure of postsurgical anterior cranial fossa ce-

rebrospinal fluid leaks. Neurosurgery 39 (4): 743-746
10. McCormack B, Cooper PR, Persky M, Rothstein S (1990) Extracranial repair of cerebrospinal fluid fistulas: technique and results in 37 patients. Neurosurgery 27 (3): 412-417
11. Hoffmann A, Conradt HS, Gross G, Nimtz M, Lottspeich F, Wurster U (1993) Purification and chemical characterization of beta-trace protein from human cerebrospinal fluid: its identification as prostaglandin D synthase. J Neurochem 61 (2): 451-456
12. Bachmann G, Baldus SE, Nekic M, Michel O (1998) Beta-trace protein in human perilymph. In: Reid A, Marchbanks RJ, Ernst A (eds) Intracranial and inner-ear physiology and pathophysiology. Whurr Publ Ltd, London, pp 193-6
13. Huber AR (2000) Zur neuen Diagnostik von Liquorfisteln. HNO 48: 478-488
14. Bachmann G, Nekic M, Michel O (2000) Clinical experience with beta-trace protein as a marker for cerebrospinal fluid. Ann Otol Rhinol Laryngol 109 (12): 1099-1102
15. Petereit HF, Bachmann G, Nekic M, Althaus H, Pukrop R (2001) A new nephelometric assay for beta-trace protein (prostaglandin D synthase) as an indicator of liquorrhoea. J Neurol Neurosurg Psychiatry 71: 347-351
16. Kleine TO, Damm T, Althaus H (2000) Quantification of β-trace protein and detection of transferrin isoforms in mixtures of cerebrospinal fluid and blood serum as models of rhinorrhea and otorrhea diagnosis. Fresenius J Anal Chem 366: 382-386
17. Har-El G (1999) What is „spontaneous" cerebrospinal fluid rhinorrhea? Classification of cerebrospinal fluid leaks. Ann Otol Rhinol Laryngol 108: 323-326
18. Hull HF, Morrow G (1975) Glucorrhea revisited. Prolonged promulgation of another plastic pearl. JAMA 234(10): 1052-1053
19. Jones NS, Becker DG (2001) Advances in the management of CSF leaks. BMJ 322 (7279): 122-123
20. Meurman OH, Irjala K, Suonpaa J, Laurent B (1979) A new method for the identification of cerebrospinal fluid leakage. Acta Otolaryngol 87 (3-4): 366-369
21. Oberascher G, Arrer E (1986) Immunologische Liquordiagnostik mittels $β_2$-transferrin – Grundlagen und Methodik. Laryng Rhinol Otol 65: 158-161
22. Nandapalan V, Watson ID, Swift AC (1996) Beta-2-transferrin and cerebrospinal fluid rhinorrhoea. Clin Otolaryngol 21: 259-264
23. Skedros DG, Cass SP, Hirsch BE, Kelly RH (1993) Sources of error in use of beta-2 transferrin analysis for diagnosing perilymphatic and cerebral spinal fluid leaks. Otolaryngol Head Neck Surg 109 (5): 861-864
24. Clausen J (1961) Proteins in normal cerebrospinal fluid not found in serum. Proc Soc Exp Biol Med 107: 170-172
25. Felgenhauer K, Schädlich HJ, Nekic M (1987) Beta-trace protein as marker for cerebrospinal fluid fistula. Klin Wochenschr 65: 764-768
26. Tumani H, Reiber G, Nau R, Prange HW, Kauffmann K, Mäder M, Felgenhauer K (1998) Beta-trace protein concentration in cerebrospinal fluid is decreased in patients with bacterial meningitis. Neurosci Lett 242 (1): 5-8
27. Arrer E, Meco C, Oberascher G, Piotrowski W, Albegger K, Patsch W (2002) beta-Trace protein as a marker for cerebrospinal fluid rhinorrhea. Clin Chem 48 (6): 939-941
28. Reiber H, Walther K, Althaus H (2003) Beta-trace protein as sensitive marker for CSF rhinorhea and CSF otorrhea. Acta Neurol Scand 108 (5): 359-362

Korrespondenz: Dr. G. Bachmann, Øre-Nese-Hals-Avdelingen, Universtitetssykehuset, Nord-Norge, 9038 Tromsø, Norway,
e-mail: gregor.bachmann@unn.no

Frontobasisverletzungen bei Kindern – operative Therapie

A. Jödicke[1], I. Schroth[1], W. Scharbrodt[1], H.-P. Howaldt[2] und D.-K. Böker[1]

[1] Neurochirurgische Klinik und
[2] Klinik für Mund-, Kiefer- und Gesichtschirurgie, Plastische Chirurgie, Universitätsklinikum Giessen, Justus-Liebig-Universität Giessen, Deutschland

Problemstellung

Verletzungen der Frontobasis bergen auch im Kindesalter das Risiko einer sekundären intrakraniellen Infektion [10–12, 14, 15]. In der Literatur sind die Parameter, die eine operative Revision der Schädelbasis im Kindesalter (und Erwachsenenalter) stützen, jedoch sehr uneinheitlich beurteilt.

Bei Erwachsenen wird in Deutschland z.T. der alleinige Nachweis einer frontobasalen Fraktur mit Kontakt zu den Nasennebenhöhlen im CT ohne Liquorrhoe als ausreichend für eine OP-Indikation angesehen, da das Langzeitrisiko einer Spät-Meningitis oder eines Hirnabszesses gefürchtet wird [10–12, 14] und das CT eine ausreichend hohe Spezifität für den Nachweis einer begleitenden Duraverletzung besitzt [12]. Demgegenüber wird zumindest im angelsächsischen Raum und in Frankreich der Nachweis einer posttraumatischen Rhinoliquorrhoe *per se nicht* als hinreichender OP-Indikator gesehen, sondern zusätzlich mit einer Zeitdauer der Liquorrhoe verknüpft (Operationsindikation bei Liquorrhoe über 24 Stunden [5] bzw. 6 Tage [8]). In einem Versuch der Risiko-Stratifizierung unter Einschluss von Größe und Lage des Basisdefekts im CT empfehlen Sakas und Mitarbeiter [15] eine Versorgung bei Frakturen mit Defekt über 10mm Breite und anhaltender Liquorrhoe (über 5–8 Tage bei Lamina cribrosa-Frakturen, über 8 Tage bei fronto-ethmoidalen Frakturen). Diese Empfehlungen implizieren eine Spontanheilung der Frakturen und/oder Duradefekte in Kontakt zu pneumatisierten Räumen, die keine erhöhte Rate an Spätinfektionen bedingen soll. Dieser Erwartung stehen Daten von sekundären posttraumatischen Liquorfisteln und Meningitiden gegenüber.

Insgesamt lässt sich das Risiko der posttraumatischen intrakraniellen Infektion durch die operative Revision der Schädelbasis deutlich reduzieren (Reduktion des kumulativen 10-Jahres-Risiko 85% auf 7% [3, 4]). Der Anspruch, die Infektionsrate durch die operative Frontobasis-Revision zu senken, muss zwei Faktoren berücksichtigen: die positive Prädiktion der präoperativen Diagnostik für das Vorliegen einer frontobasalen Duraverletzung sowie die Komplikationsrate und -schweregrade der operativen Therapie. Diese Faktoren wurden in der vorliegenden Studie retrospektiv untersucht.

Methodik

Die klinischen und radiologischen Daten von 19 Kindern und Jugendlichen, die eine im CT gesicherte frontobasale Fraktur erlitten hatten und operativ revidiert wurden, wurden retrospektiv analysiert (Tabelle 1). Als Surrogat-Kriterien für ein posttraumatisches Infektionsrisiko wurden der Unfallmechanismus, die Lage und Ausdehnung

Tabelle 1. Epidemiologische Daten: Kinder/Jugendliche mit CT-gesicherter frontobasaler Fraktur und operativer Revision der Frontobasis

Anzahl	19 Patienten
Zeitraum	1991–2003
Alter	9,9 Jahre Median (1,4–17,9 J.)
Verteilung	7 Mädchen, 12 Jungen
Nachuntersuchung	2,7 Jahre Median (4 Wo – 12,6 J.)

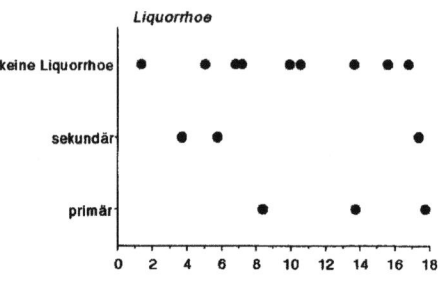

der Basis-Fraktur (Tabelle 2) sowie der Nachweis freier intrakranieller Luft oder intrakranieller Traumafolgen im CT, der klinische Nachweis einer Liquorrhoe und der intraoperative Nachweis einer Duraverletzung untersucht.

Ergebnisse

Klinische und CT-Befunde
(siehe auch Tabelle 3 und Abb. 1)

Acht von 19 Kindern („42%") wiesen eine Rhinoliquorrhoe auf, ein Kind wurde wegen einer Meningitis vorgestellt. Bei Kindern unter 8 Jahren mit ausschließlich umschriebenen, Mittellinien-nahen Frakturen traten sekundäre Liquorrhoen in 3 von 7 Fällen auf, eine primäre Liquorrhoe wurde nicht beobachtet. Ältere Kinder erlitten häufig kombinierte oder laterale Frakturen mit Liquorrhoe in 5 von 12 Fällen.

Operative Versorgung

Bei allen Patienten wurde nach Untersuchung das operative Procedere interdisziplinär geplant (Neurochirurgie, HNO, MKG).

Tabelle 2. CT-basierte Klassifikation der Lokalisation frontobasaler Frakturen (modifiziert nach Sakas [15])

Fraktur-Lokalisation	Fraktur-Typ
Lamina cribrosa	1
Fronto-ethmoidal	2
Fronto-lateral	3
Multilokulär	4
Isoliert sphenoidal	5

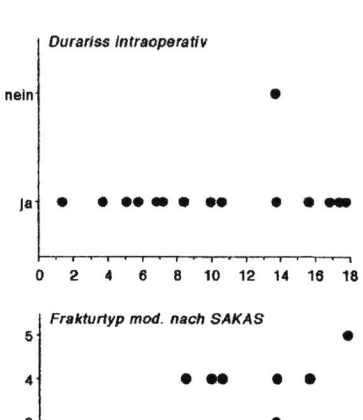

Abb. 1. Art der Frontobasisfraktur (modifiziert nach [15]) in Relation zum Auftreten einer Liquorrhoe und dem intraoperativen Befund (Duradefekt), aufgeschlüsselt nach Alter des Kindes zum OP-Zeitpunkt (in Jahren)

Achtzehn Patienten wurden transkraniell-subfrontal revidiert, ein Patient transsphenoidal (Typ 5 Fraktur). Der Duradefekt wurde in 13/18 Fällen über eine bifrontale, in 5/18 Fällen über eine unifrontale Kraniotomie dargestellt und in allen Fällen durch intradurale Inspektion und Galea-Periost-Deckung ohne Einsatz von Liquordrainagesystemen versorgt. 6 von 19 Patienten (alle über 8 Jahre alt) wurden aufgrund kraniofazialer Frakturen zusammen mit der MKG interdisziplinär versorgt.

Tabelle 3. Klinische und CT-Befunde, intraoperativer Befund und klinisches Ergebnis

No.	Alter (Jahre)	Unfalltyp	GCS (gruppiert)	Fraktur (CT, Typ)	Luft (CT)	Kontusion/ Hämatom (CT)	Kranio- Faziales Trauma	Liquor- rhoe	Liquorrhoe primär/ sekundär	Dura- defekt (OP, binär)	Dura- defekt (OP, Typ)	GOS
1	1,4	PKW	Leicht	2	Nein	Nicht-hämor.	Nein	Nein	-	Ja	2	5
2	3,7	Sturz	Leicht	2	Epidural	Nein	Nein	Ja	Sekundär	Ja	2	5
3	3,7	Sturz	Mittelschwer	1	Nein	Nein	Nein	Ja	Sekundär	Ja	1	5
4	5,1	Sturz	Leicht	1	Nein	Nicht-hämor.	Nein	Nein	-	Ja	1	5
5	5,8	Sturz	Leicht	2	Nein	Nicht-hämor.	Nein	Ja	Sekundär	Ja	2	5
6	6,9	Rad	Leicht	2	Nein	Nein	Nein	Nein	-	Ja	2	5
7	7,2	PKW	Leicht	2	Nein	Nein	Nein	Nein	-	Ja	2	5
8	8,4	Rad	Leicht	2	Nein	Nein	Nein	Ja	Primär	Ja	2	5
9	8,5	PKW	Leicht	4	Nein	Hämorrhag.	LF 2	Ja	Primär	Ja	4	4
10	9,9	Rad	Mittelschwer	4	Nein	Nein	Lat MG	Nein	-	Ja	4	5
11	10,6	Sturz	Leicht	4	Nein	Hämorrhag.	Nein	Nein	-	Ja	4	5
12	13,7	Sturz	Leicht	3	Nein	Hämorrhag.	Nein	Nein	-	Nein	-	5
13	13,8	Rad	Mittelschwer	4	Epidural	Nicht-hämor.	Lat MG	Ja	Primär	Ja	2	4
14	15,6	Rad	Leicht	4	Intradural	Hämorrhag.	Nein	Nein	-	Ja	4	5
15	16,9	Sturz	Leicht	2	Epidural	EDH	Nein	Nein	-	Ja	4	5
16	17,4	Schlag	Schwer	1	Nein	Hämorrhag.	LF 3	Ja	Sekundär	Ja	1	4
17	17,8	PKW	Schwer	5	Intradural	EDH	Nein	Ja	Primär	Ja	5	4
18	17,9	PKW	Mittelschwer	4	Nein	Nicht-hämor.	Zent MG	Nein	-	Ja	1	4
19	18,0	PKW	Mittelschwer	4	Nein	Nein	LF 2	Nein	-	Ja	1	5

Gruppierter Glasgow-Coma-Score: leicht: GCS 15-13, mittelschwer: GCS 12-9, schwer: GCS < 9. *EDH* epidurales Hämatom; *Hämorrhag.* hämorrhagische Kontusion; *Nicht-hämor.* nicht-hämorrhagische Kontusion; *LF* Le-Fort Fraktur; *lat MG* laterale Mittelsichtsfraktur; *zent MG* zentrale Mittelgesichtsfraktur; *GOS* Glasgow Outcome Score

Intraoperative Befunde

In 18 von 19 Patienten lag auch intraoperativ eine Kontinuitätsunterbrechung der Dura über einer Fraktur vor, in einem Fall nur eine Durakontusion ohne erkennbare Kontinuitätsunterbrechung trotz multilokulärer Fraktur (Fall 12).

Die Nn. olfactorii waren unilateral bei 9, bilateral bei 8 von 18 Patienten anatomisch intakt, bei einem Patienten primär bilateral zerrissen. Kein Riechnerv wurde iatrogen anatomisch beschädigt.

Korrelationen

Die positive Prädiktion des Frakturnachweises im CT für eine Duraverletzung im Bereich der Frontobasis bei Kindern und Jugendlichen liegt bei 18/19 (PPV: 0,95). Eine Aussage über die Sensitivität kann aufgrund der analysierten Patientengruppe (ausschließlich Patienten mit Frakturnachweis) nicht angegeben werden.

Die positive Prädiktion einer Liquorrhoe für eine Duraverletzung liegt bei 8/8 Patienten (PPV: 1,0), jedoch beträgt die Sensitivität nur 8/18 Patienten (0,4), die negative Prädiktion bei 1/11 (0,1).

Ergebnisse und Komplikationen

Ein sicherer Duraverschluss wurde bei 18/19 Patienten („95%") innerhalb des Beobachtungszeitraumes erreicht. Ein Patient (No. 6) wurde wegen einer kontralateralen Rezidiv-Fistel im Bereich der Lamina cribrosa (Geruchsvermögen intakt!) erfolgreich transkraniell mit Erhalt der Geruchssinnes revidiert. Es trat keine OP-bezogene Morbidität (lokale Wundheilungsstörung, Osteomyelitis, ZNS-Infektion, Epilepsie, neurologisches Defizit) oder Mortalität auf. Sechs Patienten erreichten lediglich einen GOS von 4 aufgrund begleitender zerebraler Verletzungen im Rahmen des primären Traumas.

Ein präoperativ nachweislich erhaltenes Geruchsvermögens konnte in 8 von 10 Fällen auch postoperativ erhalten werden, in 2 von 10 Fällen trat eine Verschlechterung (normales Geruchsempfinden zu Hyposmie bzw. Hyposmie zu Anosmie) ein. In 9 Fällen war ein präoperativer Befund nicht zu erheben (postoperativ: Anosmie in 2, Hyposmie in 2, normale Geruchsempfindung in 5 Fällen).

Diskussion

Obwohl eine posttraumatische Meningitis im Kindesalter eine hohe Komplikationsrate birgt (letaler Ausgang bei 2 von 6 Kindern, alle Kinder ohne Liquorrhoe! [13]), ist die therapeutische Strategie bei frontobasalen Frakturen im Kindesalter international uneinheitlich. Ursache hierfür ist die unterschiedliche Einschätzung der Risikoanalyse, die der Indikationsstellung zugrunde liegt.

Das Risiko des Spontanverlaufs umfasst die kumulative Häufigkeit einer Komplikation (ZNS-Infektion) und deren Letalität und Morbidität. Das Therapierisiko (OP) umfasst ebenfalls die kumulative Häufigkeit einer Komplikation (ZNS-Infektion) und deren Letalität und Morbidität, ergänzt um die operative Letalität und Morbidität. Ferner muss die Spezifität der präoperativen Diagnosestellung berücksichtigt werden.

Von den Protagonisten einer konservativen Therapie (Deckung einer klinisch apparenten Liquorfistel nach mehreren Tagen bei ausbleibendem spontanen Sistieren, ansonsten keine operative Therapie) wird im Wesentlichen der ausbleibende Spontanverschluss, die sekundäre Fistel und die infektiöse Spätkomplikation als OP-Indikation gesehen und die frühe operative Deckung als Übertherapie interpretiert.

Von den Autoren wird sowohl die klinisch apparente Liquorfistel als auch die inapparente, weil gliotisch-postinflammatorisch abgedeckte Fistel als ausreichendes Risiko angesehen, um eine operative Deckung zu indizieren.

Versuch einer Risikoabschätzung

Aufgrund der retrospektiv erhobenen Daten von Lau und Kenna [13] wird die Inzidenz einer posttraumatischen intrakraniellen Entzündung bei Kindern mit 0,38% für *alle* Schädel-Hirn-Traumen angenommen.

Nach frontobasalem Trauma mit positivem Frakturnachweis der Frontobasis tritt eine frühe primäre Liquorrhoe in 29%–37% [12, 15, 17] auf. In 50–60% der Fälle sistiert die Liquorrhoe spontan innerhalb einer Woche [3]. Etwa 7% der primär spontan sistierenden Liquorfisteln rezidivieren [3]. Bei nachgewiesener posttraumatischer Liquorfistel wird die Inzidenz einer frühen Meningitis zwischen 7% und 33% angegeben [2, 3, 5, 14]. Es ist umstritten, ob diese frühen Meningitiden durch operative Maßnahmen sicher verhindert werden können [2]. Etwa 30% der Patienten, die eine erste Meningitis erlitten haben, erkranken im spontanen Verlauf erneut an einer Meningitis [3]. Das Intervall kann mehrere Jahre betragen (z.B. über 10 Jahre nach Trauma in 26% [14]) und kumuliert auf 85% in 10 Jahren [3]. Das Meningitis-Risiko hängt von der Größe des Basisdefekts und der Dauer der Liquorrhoe ab (12,5–100% [15]).

Meningitis-bedingte Letalität bei spontanem Verlauf

Wie hoch ist das Letalitäts-Risiko bei klinisch apparenter Rhinoliquorrhoe?

Die Letalität einer posttraumatischen Meningitis beträgt ca. 4,1% (2 von 49 Patienten; 160 Patienten mit Liquorfistel) [3].

Die Meningitis-bedingte *Letalität der Patienten mit posttraumatischer Liquorfistel* liegt bei 1,25% (2 von 160 Patienten) [3]. Die operative Deckung der Frontobasis nach Trauma reduziert das relative kumulative 10-Jahres Risiko einer Meningitis um ca. 80% [3]. Nimmt man allein diese Zahlen als Berechnungsgrundlage einer number-needed-to-treat (NNT), so ergibt sich trotz hoher Effektivität der operativen Therapie eine NNT von 100 Patienten, um einen posttraumatisch-meningitisch bedingten

Todesfall zu verhindern. Obwohl die operative Mortalität in publizierten operativen Serien mit 0% bis 1,3% niedrig ist [4, 7, 12, 16, 17], ist der operative Therapieansatz dem konservativen Therapieansatz vor dem Hintergrund der Vermeidung einer Letalität der Erkrankung nicht eindeutig überlegen.

Wie hoch ist das Letalitäts-Risiko bei spontan sistierter Liquorfistel?

Die Letalität von Patienten mit posttraumatisch-gliotischer Vernarbung eines Frontobasisdefekts ohne Liquorfistel ist nicht genau bekannt, da Längsschnitt-Studien zum Verlauf nach spontan sistierter Liquorfistel fehlen.

In einer 1986 publizierten Studie bei Kindern wurde eine Meningitis-bedingte Letalität nach Trauma von 33% (2 von 6 Patienten) referiert, wobei die Inzidenz von frontobasalen Frakturen nicht angegeben wurde. Keines dieser Kinder hatte eine klinisch apparente Liquorfistel [13]. Bei Sakas et al. [15] war die Inzidenz von Meningitiden nach frontobasaler Fraktur in der pädiatrischen Subgruppe (n = 13) für Kinder mit oder ohne Liquorrhoe vergleichbar (2/6 bzw. 3/7). In der gesamten Studienpopulation betrug die Meningitis-Rate ohne Liquorrhoe 26%, bei spontanem Sistieren innerhalb von 5 Tagen 12,5%, nach mehr als 5 Tagen über 33% [15]. Es kann daher angenommen werden, dass die Letalität auch nach spontan sistierter Liquorfistel der einer apparenten Liquorfistel entspricht (1,25%).

Wie hoch ist das Gesamt-Letalitäts-Risiko, geschätzt zum Zeitpunkt der Diagnose einer frontobasalen Fraktur (unabhängig von einer klinisch apparenten Liquorfistel)?

Das kombinierte, Meningitis-bedingte Letalitäts-Risiko (2×1,25%) beträgt schätzungsweise 2,5% (NNT: 50 Patienten). Bei dieser Konstellation wäre die Operation mit einer Mortalität von unter 2% (0,6% [14], 0% [12]) dem konservativen Ansatz gleichgestellt oder überlegen.

Morbidität bei spontanem Verlauf

Die Höhe der Morbidität speziell der posttraumatischen Meningitis (Epilepsie, Hirnnerven-Paresen, neuropsychologische Beeinträchtigung) ist schwer anzugeben. Prinzipiell liegt die Morbidität von Meningitiden im Kindesalter bei 10 bis über 30% mit erhöhter Morbidität bei Infektionen mit S. pneumoniae, Staphylokokken und Gram-negativen Bakterien [1, 6, 9], dem Keimspektrum der posttraumatischen Meningitis [1]. Schon bei einer Meningitis-Morbidität von 20% (z.B. „major impairment" im Langzeitverlauf über 12 Jahre bei Kindern: 23% [6]) und einer Inzidenz der posttraumatischen Meningitis von 30% ergäbe sich eine NNT von 20,8, um eine Meningitis-bedingte Morbidität zu vermeiden. Eine operative Morbidität von unter 5% wäre hierbei dem spontanen Verlauf überlegen.

Ein Ansatz zur Optimierung des Nutzen-zu-Risiko Verhältnisses ist die Identifikation von Patienten-Untergruppen mit hohem und geringem Meningitis-Risiko [15]. Nimmt man die Empfehlung von Sakas [15], so ergibt sich für die von den Autoren definierte Niedrig-Risiko-Gruppe bei Kindern (Defekt kleiner 10mm im CT, keine Liquorrhoe, *keine OP-Empfehlung*: Inzidenz der Meningitis 1/6=0,167) eine NNT von 37,4. Eine operative Morbidität von unter 3% wäre dem spontanen Verlauf jedoch überlegen.

Operative Morbidität der Deckung frontobasaler Defekte

Der Nachweis eines basalen Duradefekts gelingt mittels Dünnschicht-CT bei Frakturnachweis der Frontobasis ausreichend sicher (positive Prädiktion 0,95).

Die operative Morbidität muss abhängig von der verwendeten Technik interpretiert werden. Für die endoskopische endonasale Technik der Deckung frontobasaler Defekte betrug die Morbidität unter 1% (1 Meningitis auf 126 Patienten; Geruchssinn-Störung nicht analysiert) mit einer Revisionsrate von 5,1% in einer monoinstitutionellen Serie [16]. In einer Meta-

Analyse dieser Technik wurde eine Morbidität von 6% referiert (1 Meningitis, 2 Abszesse, 1 Zele, 13 andere Komplikationen inkl. subduralem Erguss [1], Geruchssinn-Störung [2], Kopfschmerz [4] und orbitaler Infektion [6] auf 284 Patienten) [7]. Der jüngste endoskopisch behandelte Patient in dieser Analyse war 5 Jahre alt.

Bei transkranieller Deckung beträgt die als transient berichtete Morbidität 7,5% (5 von 67 Patienten) mit einer Revisionsrate von 3% (Altersverteilung 2–80 Jahre, Geruchssinn-Störung nicht analysiert) [12]. In einem weiteren Kollektiv (104 Patienten) trat in < 1% eine permanente Morbidität (Facialis-Stirnastparese) und eine transiente Morbidität in 2% bei einer Revisionsrate von 3% auf, der Geruchssinn blieb bei über 92% unverändert [17]. In der vorliegenden pädiatrischen Serie trat für die transkranielle Deckung ausschließlich eine Morbidität für den Geruchssinn auf (20%) ohne weitere Beeinträchtigungen, die Revisionsrate betrug 5,3%.

Endoskopische endonasale Techniken sind auch im Kindesalter, abhängig von der individuellen Anatomie und dem Alter, einsetzbar und sind bei umschriebenen frontobasalen Frakturen ohne intrakranielle Raumforderung, ohne Verletzung der Stirnhöhlen-Rückwand oder ohne Beteiligung des olfaktorischen Systems bei erhaltenem Geruchssinn aufgrund des niedrigen Eingriffsrisikos die operative Methode der ersten Wahl. Der endokranielle Zugang ist bei komplexen Frakturen und Beteiligung der Stirnhöhlen-Hinterwand indiziert sowie in den Fällen, in denen sich ein endonasales Vorgehen aufgrund des Kindesalters nicht anbietet. Er bietet auch bei Beteiligung des olfaktorischen Systems eine hohe Sicherheit für einen Erhalt des Geruchsvermögens. Beide Verfahren haben eine sehr geringe Morbidität ohne Letalität.

Schlussfolgerung

Die hier vorliegende Studie liefert Daten zur Prädiktion der CT für eine Duraverletzung (positive Prädiktion: 0,95) und zur Abschätzung des perioperativen Risikos der neurochirurgischen frontobasalen Revision im Kindesalter (isolierte Geruchssinn-Störung als Morbidität in 2/10 Patienten; keine Mortalität).

Eine eindeutige Entscheidung für eine operative Revision kann für große Frakturen der Mittellinie oder Liquorrhoe von mehr als 1 Woche gestellt werden (100% Infektionsrate [15]). Bei Infektionsrisiken unter 18% („low risk"[15]) scheint die vorläufige Datenlage ebenfalls für die operative Deckung zu sprechen, eine sehr niedrige OP-Morbidität (< 3%) und fehlende Mortalität vorausgesetzt. Für eine quantitativ fundierte Entscheidung in diesem Risikobereich ist eine vergleichende prospektive Cohortenstudie erforderlich, um Morbidität und Letalität bei spontanem Verlauf bzw. nach Operation verlässlicher zu erfassen. Die Erfassung dieser Daten wird Einfluss auf die Therapieempfehlungen der beteiligten Fachgesellschaften haben.

Literatur

1. Baltas I, Tsoulfa S, Sakellariou P, Vogas V, Fylaktakis M, Kondodimou A (1994) Post-traumatic meningitis: bacteriology, hydrocephalus, and outcome. Neurosurgery 35: 422-427
2. Bernal-Sprekelsen M, Bleda-Vazquez C, Carrau RL (2000) Ascending meningitis secondary to traumatic cerebrospinal fluid leaks. Am J Rhinol 14: 257-9
3. Eljamel MS, Foy PM (1990) Acute traumatic CSF fistulae: the risk of intracranial infection. Br J Neurosurg 4: 381-385
4. Eljamel MS, Foy PM (1990) Post-traumatic CSF fistulae, the case for surgical repair. Br J Neurosurg 4: 479-483
5. Friedman JA, Ebersold MJ, Quast LM (2001) Post-traumatic cerebrospinal fluid leakage. World J Surg 25: 1062-6
6. Grimwood K, Anderson P, Anderson V, Tan L, Nolan T (2000) Twelve year outcomes following bacterial meningitis: further evidence for persisting effects. Arch Dis Child 83: 111-116
7. Hegazy HM, Carrau RL, Snyderman CH, Kassam A, Zweig J (2000) Transnasal endoscopic repair of cerebrospinal fluid rhinor-

rhea: a meta-analysis. Laryngoscope 110: 1166-1172
8. Jones DT, McGill TJ, Healy GB (1992) Cerebrospinal fistulas in children. Laryngoscope 102: 443-446
9. Kaplan SL (1999) Clinical manifestations, diagnosis, and prognostic factors of bacterial meningitis. Infect Dis Clin North Am 13: 579-590
10. Kastner S, Schroth I, Deinsberger W, Boker DK (2001) [Delayed appearance of posttraumatic cerebrospinal fluid fistulas as a cause of recurrent meningitis]. Nervenarzt 72: 307-11
11. Kastner S, Schroth I, Deinsberger W, Jodicke A, Boker DK (2001) [Delayed traumatic CSF-fistulas: a retrospective analysis]. Zentralbl Neurochir 62: 102-5
12. Kral T, Zentner J, Vieweg U, Solymosi L, Schramm J (1997) Diagnosis and treatment of frontobasal skull fractures. Neurosurg Rev 20: 19-23
13. Lau YL, Kenna AP (1986) Post-traumatic meningitis in children. Injury 17: 407-409
14. Laun A (1982) Traumatic cerebrospinal fluid fistulas in the anterior and middle cranial fossae. Acta Neurochir 60: 215-222
15. Sakas DE, Beale DJ, Ameen AA, Whitwell HL, Whittaker KW, Krebs AJ, Abbasi KH, Dias PS (1998) Compound anterior cranial base fractures: classification using computerized tomography scanning as a basis for selection of patients for dural repair. J Neurosurg 88: 471-7
16. Schick B, Ibing R, Brors D, Draf W (2001) Long-term study of endonasal duraplasty and review of the literature. Ann Otol Rhinol Laryngol 110: 142-7
17. Schroth I, Winking M, Böker D-K (2004) Sichere Duradefektdeckung bei frontobasaler Verletzung über die bifrontale Kraniotomie. In: Böker DK, Deinsberger W (Hrsg) Schädelbasischirurgie. Springer, Wien New York, S 83-86

Korrespondenz: Dr. A. Jödicke, Neurochirurgische Klinik, Universitätsklinikum Giessen, Klinikstraße 29, 35385 Giessen, Deutschland

Sichere Duradefektdeckung bei frontobasaler Verletzung über die bifrontale Kraniotomie

I. Schroth, M. Winking und D.-K. Böker

Neurochirurgische Klinik, Universitätsklinikum Gießen, Deutschland

Einleitung

Eine Frontobasisfraktur mit Durafistel tritt in 3–4% aller schweren Schädelhirntraumata auf. Die direkte Verbindung der bakteriell besiedelten Nasenschleimhaut mit dem intrakraniellen Raum birgt die Gefahr einer potenziell letalen Infektion. Das Risiko, eine solche Infektion (Meningitis, intrakranieller Abszess) zu erleiden, beträgt bei unbehandelten traumatisch bedingten Frontobasisdefekten 20–50% [3]. Aus diesem Grund ist bei Nachweis einer frontobasalen Verletzung die operative Therapie unumgänglich. Hierbei ist auf die anatomischen Besonderheiten der frontobasalen Dura zu achten, die einerseits unterschiedlich fest an der knöchernen Frontobasis haftet, demzufolge verschiedenen Spannungsverhältnissen ausgesetzt ist und andererseits an der Lamina cribrosa physiologische Öffnungen zum Austritt der Fila olfactoria beinhaltet.

Prinzipiell kann die Frontobasis über verschiedene Zugangswege oder über deren Kombinationen erreicht werden.

Alle Operationstechniken sollten folgenden Anforderungen gerecht werden:
– Übersichtliche Darstellung der Durafistel
– Möglichst geringe Patientenbelastung
– Erhaltung der Riechfunktion

Material und Methode

Die retrospektive Untersuchung widmet sich dem transkraniellen Zugangsweg über die bifrontale Kraniotomie.

Von 1990 bis 2003 wurden 104 Patienten mit frontobasaler Verletzung über eine bifrontale Kraniotomie operiert.

Wegen unterschiedlicher Begleitverletzungen wurde die Operation bei 51 Patienten in Kooperation mit der Mund-Kiefer-Gesichtschirurgie und in 9 Fällen mit den HNO-Kollegen durchgeführt.

Ergebnisse

Die in Tabelle 1 dargestellten Ergebnisse führten zur genaueren Betrachtung des Vergleichs des radiologischen Frakturnachweises mit dem intraoperativ festgestellten Duradefekt.

Von 43 Patienten, bei denen präoperativ eine einseitige Fraktur diagnostiziert worden war, zeigte sich bei 34 Patienten auch eine einseitige ipsilaterale Duraverletzung, bei 9 Patienten jedoch ein beidseitiger Duradefekt.

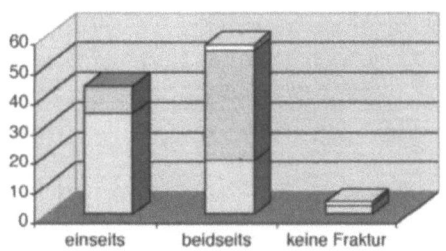

Abb. 1. Fraktur und Duradefekt

Tabelle 1. Ergebnisse

Patientenalter:		1-84 Jahre (M = 32,9)
Geschlecht:		18 weibl./86 männl.
Unfallursachen:		64 Verkehrsunfälle, 20 Stürze, 20 tätl. Auseinandersetzungen, Schüsse, iatrogene Verletzungen
Initiale Glasgow-Coma-Scale:	13-15:	58
	9-12:	19
	bis 8:	27
Liquorrhoe:	35	akute Rhinoliquorrhoen
	25	verzögerte Rhinoliquorrhoen
	4	Liquorrhoen aus offener Verletzung
	40	ohne Liquorfluss
Fraktur (ax. und cor. CCT):	4	isolierte Frakturen der Lamina cribrosa
	27	frontoethmoidale Frakturen
	7	frontolaterale Frakturen
	59	komplexe Frakturen
	3	Querfrakturen des Planum sphenoidale
	4	ohne knöcherne Verletzungen

57 Patienten zeigten in der Computertomographie beidseitige Frakturen. Hiervon war intraoperativ bei 37 Patienten auch ein beidseitiger Duradefekt und bei 18 Patienten ein einseitiges Leck nachzuweisen, während bei 2 Patienten eine Verletzung der frontobasalen Dura nicht nachgewiesen bzw. beschrieben wurde.

Bei 4 Patienten konnte kein knöcherner Defekt verifiziert werden. Von diesen zeigten jedoch intraoperativ 3 ein einseitiges Duraleck durch Ausriss der Fila olfactoria und nur bei einem Patienten wurde trotz stattgehabter Rhinoliquorrhoe kein Duradefekt beschrieben.

Weiterhin haben wir das prä- und postoperative Riechvermögen der 104 Patienten untersucht.

Es fällt auf, dass ein Großteil der Patienten (65) in der präoperativen Phase keiner Riechtestung unterzogen werden konnte und demzufolge keine Daten über die Riechfunktion vorliegen. Von 16 Patienten, die präoperativ ein intaktes Riechvermögen zeigten, hatten postoperativ 14 keine Störung der Riechfunktion und 2 eine Hyposmie. Von 4 präoperativ hyposmotischen Patienten war bei 2 keine Änderung und je bei einem eine Verbesserung bzw. eine Verschlechterung des Riechvermögens festzustellen. Bei den 19 bereits präoperativ eine Anosmie beschreibenden Patienten fand sich einer, der postoperativ ein bessere Riechfunktion zeigte.

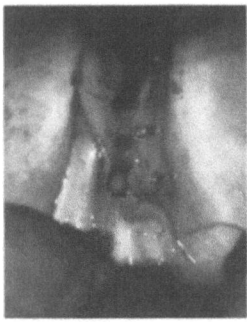

Abb. 2. Situs mir ausgerissenem Nervus olfactorius rechts

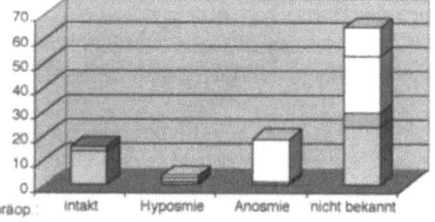

Abb. 3. Prä- und postoperatives Riechvermögen

Tabelle 2. Komplikationen

Zeitpunkt	Ereignis	Folgen
Perioperativ	1× Verletzung Stirnast N. VII	Lähmung Stirnast
	1× unmerklicher Verlust der lumbalen Liquordrainage	Malignes Hirnödem, verstorben
spätpostoperativ	2× entzündliche Komplikationen (Sinusitis, Osteomyelitis)	Operative Revision
	3× erneute Rhinoliquorrhoe	Operative Revision

Ein weiterer wichtiger Untersuchungsparameter im Hinblick auf die OP-Technik ist das Auftreten operationsbedingter Komplikationen, die in Tabelle 2 dargestellt sind.

Diskussion

In der Literatur finden sich zu vergleichenden Untersuchungen des radiologisch nachgewiesenen knöchernen Defektes mit dem intraoperativen Duradefekt unterschiedliche Aussagen. Kral et al. stellten 1997 fest [1], dass bei 96% aller Patienten mit frontobasaler Fraktur intraoperativ auch eine Durafistel gefunden wurde.

Lloyd et al. konnten 1994 zeigen [2], dass der im Dünnschicht-CCT nachgewiesene Frakturspalt einen sicheren Hinweis auf die Lokalität der korrespondierenden Durafistel gebe. In unserer Analyse bestätigen sich diese Aussagen nicht.

Es muss hier festgestellt werden, dass der radiologisch diagnostizierte knöcherne Defekt lediglich in 69,2% der Fälle mit Lokalisation des Duradefektes übereinstimmte. Demzufolge ist die sichere Detektion und Versorgung der Durafistel nur über eine übersichtliche Darstellung der Frontobasis über den bifrontalen Zugangsweg möglich. Dies gilt insbesondere bei Rhinoliquorrhoen durch Ausriss der Fila olfactoria ohne knöcherne Verletzung.

Die Schonung der Riechnerven im Rahmen bei der bifrontalen Operationstechnik hat im Laufe der Jahre eine Evolution erfahren. 1958 war Unterberger der Meinung [6], dass die Riechnerven zugunsten der sicheren Duradefektdeckung durchtrennt und somit geopfert werden müssten. Probst stellte 1971 in seiner Monographie fest [4], dass zumindest gelegentlich die Läsion der Nerven vermieden werden konnte. Sepehrnia und Knopp berichteten 1999 über die Möglichkeit der Präparation und Schonung der Riechnerven [5]. Diese letzte Aussage bestätigt sich in unserer Untersuchung. Unter dem Vorbehalt, dass ein Großteil (65 von 104) des Kollektivs präoperativ keiner Riechtestung zugänglich war und demzufolge nicht mit die Berechnung eingeht, lässt sich feststellen, dass 92,3% der Patienten (36 von 39) postoperativ ein qualitativ gleiches oder besseres Riechvermögen zeigten und dass das Morbiditätsrisiko einer Schädigung der Riechnerven bei bifrontaler Kraniotomie mittels der mikrochirurgischen Technik als gering einzustufen ist.

Zusammenfassung und Schlussfolgerung

Nur bei 69,2% der Patienten konnte die knöcherne Verletzung den entscheidenden Hinweis auf die Lokalisation des Duradefekts geben. Bei 92,3% der beurteilbaren Fälle blieb das Riechvermögen durch die OP unbeeinflusst. Es traten 6,7% operationsbedingte Komplikationen auf. Davon waren 4,8% operationsbedürftig und 0,96% letal.

Daraus schlussfolgern wir, dass über die bifrontale Kraniotomie Duradefekte sicher detektiert und komplikationsarm versorgt werden können.

Weiterhin besteht bei dieser Operationstechnik eine unvergleichlich gute Übersicht über die gesamte Frontobasis. Die Riechnerven können unter Sicht des Operationsmikroskops erhalten werden.

Literatur

1. Kral T, Zentner J, Vieweg U, Solymosi L, Schramm J (1997) Diagnosis and treatment of frontobasal skull fractures. Neurosurg Rev 20 (1): 19-23
2. Lloyd MNH, Kimber PM, Burrows EH (1994) Post-traumatic cerebrospinal fluid rhinorrhea: modern high-definition computed tomography is all that is required for the effective demonstration of the site of leakage. Clin Radiol 49 (2): 100-103
3. Loew F, Pertuiset B, Chaumier EE, Jaksche H (1984) Traumatic, spontaneous and postoperative CSF rhinorrhea. In: Symon L (ed) Advances and technical standards in neurosurgery, vol 11. Springer, Wien New York, pp 169-207
4. Probst C (1971) Frontobasale Verletzungen. Hans Huber, Bern Stuttgart Wien
5. Sepehrnia A, Knopp U (1999) Lesions of the anterior cranial fossa. Neurosurgery 44 (1): 113-117
6. Unterberger S (1958) Zur Versorgung frontobasaler Verletzungen. Arch Oto Rhino Laryng 172: 463

Korrespondenz: Dr. I. Schroth, Neurochirurgische Klinik, Justus-Liebig-Universität Gießen, Klinikstraße 29, 35392 Gießen, Deutschland, e-mail: ilona.schroth@neuro.med.uni-giessen.de

Combined endoscopic surgery and radiosurgery as a treatment modality of olfactory neuroblastoma (esthesioneuroblastoma)

F. Unger[1], C. Walch[2], H. Stammberger[2], K. Haselsberger[1], and G. Papaefthymiou[1]

[1] Department of Neurosurgery, and
[2] Department of Ears-Nose-Throat-Diseases, Medical University, Graz, Austria

Microsurgical techniques have considerably improved the results from surgical treatment of esthesioneuroblastoma (olfactory neuroblastoma). Nevertheless, these rare tumours of the frontal skull base are still associated with high rates of tumour recurrence and mortality, thus remaining a challenge even for experienced surgeons. A novel therapeutic approach that combines endoscopic sinus surgery and radiosurgery (Gamma Knife) is presented here.

Thirteen patients (8 males, 5 females) aged between 27 and 75 years (median 38 years) were treated between August 1993 and September 2003. Following paranasal and nasal endoscopic sinus surgery marginal irradiation doses ranging from 15 to 34 Gy were applied radiosurgically involving 1 to 7 isocentres. At present, the median follow-up period is 48 months (range 4-118 months).

There was no mortality. Tumour control

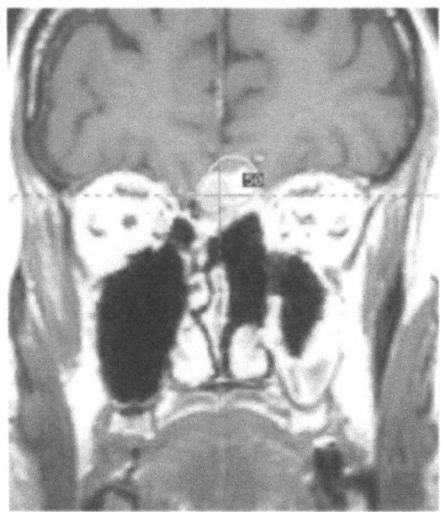 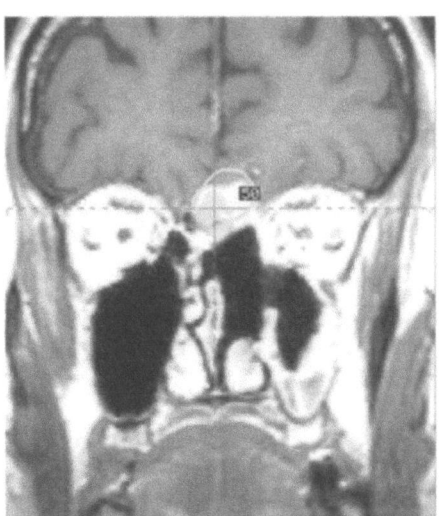

Fig. 1. Axial and coronal T-1-weighted MR-planning images (with Gadolinium) for stereotactic radiosurgery displaying the 50% isodose line of 18 Gy six weeks after endoscopic sinus surgery

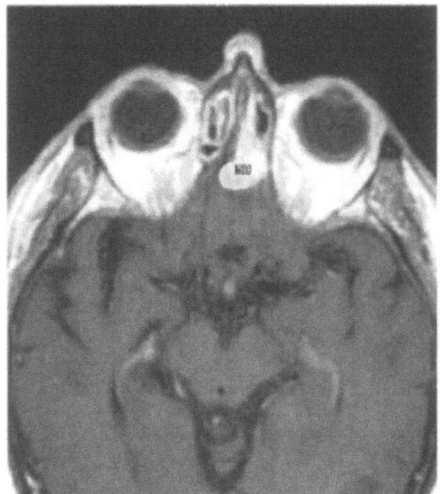
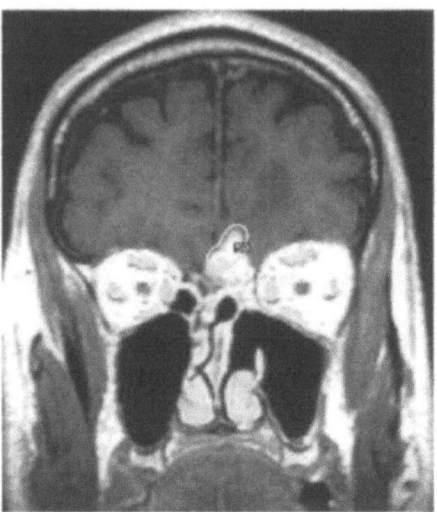

Fig. 2. Axial and coronal T-1-weighted MR-planning images (with Gadolinium) for a second stereotactic radiosurgery displaying the 50% isodose line of 18 Gy 16 months after the first radiosurgery

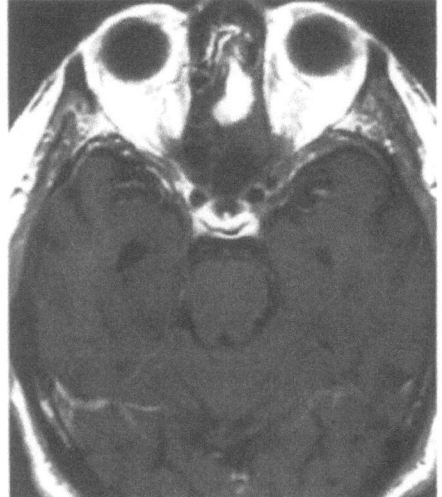
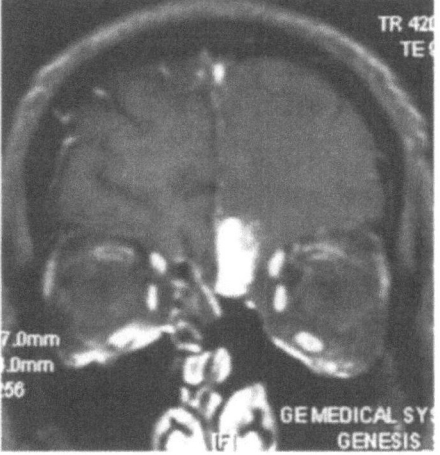

Fig. 3. Follow-up axial (without Gadolinium) and coronal (with Gadolinium) T-1-weighted MR-images obtained 28 months after treatment, showing no tumour growth in a patient without deficits

Table 1 (case 1–6). Combined endoscopic sinus surgery and radiosurgery in patients with esthesioneuroblastoma

Patient	Age	Side	Symptoms	Staging (Kadish) Hyams' grade*	Follow-up (months)	Marginal dose (Gy)	Marginal isodose (%)	Isocenters	Tumour volume treated radiosurgically (ccm)	Karnovsky Index before radiosurgery (%)	Karnovsky Index after radiosurgery (%)
Case 1 (G.M.) female	62	left	nasal obstruction	B 3*	118	34	85	1	2.3	100	100
Case 2 (K.W.) male	32 40+	right	nasal obstruction, epistaxis vertigo	C 3*	86 5+	18 18+	50 55+	7 2+	4.9 22+	90 90+	100 90+
Case 3 (M.W.) female	27 31+	right	nasal obstruction, epistaxis, vertigo	C 4*	76 30+	20 20+	50 60+	5 3+	6.2 4.6+	100 100+	100 100+
Case 4 (W.E.) female	35	left	nasal obstruction, epistaxis, vertigo	B 2*	84	16	50	5	6.5	100	100
Case 5 (H.B.) male	68	right	nasal obstruction, hyposmia	B 3*	48	17	45	6	2.1	100	100
Case 6 (E.T.) male	75 77+	left	nasal obstruction, dysosmia	C 4*	55 37+	18 18+	50 50+	3 4+	2.3 0.9+	80 90+	90 90+

Staging according to Kadish et al. [6]: A: Tumour confined to nasal cavity, B: Tumour extending into paranasal sinuses, C: Tumour spread beyond nasal cavity and paranasal cavity

* Staging according to pathological differentiation (Hyams' grade) [5]: Low grade: Hyams' grades 1 and 2; high grade: Hyams' grades 3 and 4
+ Second gamma knife radiosurgery

Table 1 (case 7–13). Combined endoscopic sinus surgery and radiosurgery in patients with esthesioneuroblastoma

Patient	Age	Side	Symptoms	Staging (Kadish) Hyams' grade*	Follow-up (months)	Marginal dose (Gy)	Marginal isodose (%)	Isocenters	Tumour volume treated radiosurgically (ccm)	Karnovsky Index before radiosurgery (%)	Karnovsky Index after radiosurgery (%)
Case 7 (K.S.) female	28	right	nasal obstruction	B 3*	26	17	55	7	2.0	100	100
Case 8 (L.G.) male	71	left	nasal obstruction	C 4*	24	16	60	5	4.0	90	90
Case 9 (W.T.) male	27	right	nasal obstruction, epistaxis	B 3*	15	20	65	1	2.3	100	100
Case 10 (S.G.) female	51	left	nasal obstruction, epistaxis, vertigo	C 3*	44	24	60	3	4.5	90	90
Case 11 (H.R.) male	60	left	nasal obstruction, hyposmia	C 4*	35	20	50	1	5.9	80	80
Case 12 (P.W.) male	70	right	nasal obstruction, hyposmia	C 3*	7	20	50	5	4.8	80	90
Case 13 (S.F.) male	38 39+	right	nasal obstruction	C 4*	74 68+	15 15+	45 50+	6 4+	20 5.4+	90 90+	90 90+

Staging according to Kadish et al. [6]; A: Tumour confined to nasal cavity, B: Tumour extending into paranasal sinuses, C: Tumour spread beyond nasal cavity and paranasal cavity
* Staging according to pathological differentiation (Hyams' grade) [5]: Low grade: Hyams' grades 1 and 2; high grade: Hyams' grades 3 and 4
+ Second gamma knife radiosurgery

was achieved in the treated area. Four patients underwent a second radiosurgical procedure. Two patients had to undergo additional craniotomy because of extensive neoplastic infiltration, one of them developed postoperative liquorrhea. In another case the clinical course was complicated by a bilateral frontal sinusitis. All patients complained of nasal discharge and crusts. However, a preoperative Karnovsky Index ranging from 80% to 100% remained stable in all patients whereas an improvement was observed in two patients.

Based on the favourable results observed so far, the combination of endoscopic sinus surgery and radiosurgery can be considered a promising new option for the treatment of esthesioneuroblastoma that merits further investigation.

References

1. Anderhuber W, Stammberger H, Walch C, Fock C, Regauer S, Luxenberger W, Gotschuli A (1999) Rigid endoscopy in minimally invasive therapy of tumours of the paranasal sinuses and skull base. Min Invas Ther Allied Technol 8: 25-32
2. Devaiah AK, Larsen C, Tawfik O, O'Boynick P, Hoover LA (2003) Esthesioneuroblastoma: endoscopic nasal and anterior craniotomy resection. Laryngoscope 113: 2086-2090
3. Dulguerov P, Calcaterra T (1990) Esthesioneuroblastoma: the UCLA experience 1970-1990. Laryngoscope 102: 843-849
4. Ebersold MJ, Olsen KD, Foote RL, Buckner JC, Quast LM (1995) Esthesioneuroblastoma. In: Kye AH, Laws ER Jr (eds) Brain tumours: an encyclopedic approach. Churchill Livingstone, New York, pp 825-838
5. Hyams VJ (1998) Tumours of the upper respiratory tract and ear. In: Hyams VJ, Batsakis JG, Michaels L (eds) Atlas of tumour pathology, second series, fascicle 25. Armed Forces Institute of Pathology, Washington, pp 240-248
6. Kadish S, Goodman M, Wang CC (1976) Olfactory neuroblastoma. A clinical analysis of 17 cases. Cancer 37: 1571-1576
7. Lund VJ, Howard D, Wei W, Spittle M (2003) Olfactory neuroblastoma: past, present, and future ? Laryngoscope 113: 502-507
8. Muacevic A, Kreth FW, Horstmann GA, Schmid-Elsaesser R, Wowra B, Steiger HJ, Reulen HJ (1999) Surgery and radiotherapy compared with gamma knife radiosurgery in the treatment of solitary cerebral metastases of small diameter. J Neurosurg 91: 35-43
9. Unger F, Walch C, Stammberger H, Papaefthymiou G, Haselsberger K, Pendl G (2001) Olfactory neuroblastoma (esthesioneuroblastoma): report of six cases treated by a novel combination of endoscopic surgery and radiosurgery. Minim Invas Neurosurg 44: 79-84
10. Walch C, Stammberger H, Anderhuber W, Unger F, Köle W, Feichtinger K (2000) The minimally invasive approach to olfactory neuroblastoma: combined endoscopic and stereotactic treatment. Laryngoscope 110: 635-640

Correspondence: F. Unger, M.D., Department of Neurosurgery, Medical University, Auenbruggerplatz 29, 8036 Graz, Austria,
e-mail: frank.unger@klinikum-graz.at

Experimentelle Untersuchungen zur mechanischen Belastbarkeit verschiedener Dura-Ersatzmaterialien der vorderen Schädelgrube

T. Zahnert[1], A. Berberich[1], K.-B. Hüttenbrink[1] und G. Schackert[2]

[1] Klinik und Poliklinik für Hals-, Nasen- und Ohrenheilkunde und
[2] Klinik und Poliklinik für Neurochirurgie, Dresdner Zentrum für Schädelbasischirurgie, Universitätsklinikum der Technischen Universität Dresden, Deutschland

Einleitung

Aus chirurgischer Sicht sollte ein Duraersatzmaterial vor allem risikoarm sein, eine zuverlässige Barriere gegenüber Infektionen bilden und dem Liquordruck standhalten. Die geforderte Dichtheit gegenüber dem Liquor ist sowohl von den Materialeigenschaften als auch von der gewählten chirurgischen Technik (Zugangsweg, Klebetechnik) abhängig. Beispielsweise sind Unterschiede in der mechanischen Belastbarkeit der Klebekonstruktion zu erwarten, wenn die Duraplastik von endokraniell dem Knochen „von oben" aufliegend oder von nasal kommend, d.h. „von unten" dem Defekt entgegengeklebt wird.

Mechanischer Hintergrund

Beim Abkleben von Defekten der Schädelbasis wirkt der anliegende Flüssigkeitsdruck des Liquors auf das Transplantat und die Klebeverbindung. Die Festigkeit der Klebeverbindung ist von der Defektgröße, der Klebefläche, der Festigkeit des Klebers aber auch von der Steifheit des Transplantates abhängig. In dieser Hinsicht sind Unterschiede zwischen den verschiedenen Transplantatmaterialien anzunehmen. Bei steifen Transplantaten entstehen überwiegend Zugkräfte an der Klebestelle (s. Abb. 1a). Dünne, flexible Transplantate geben dem Liquordruck nach. Es entstehen Ausbauchungen des Transplantates mit Deh-

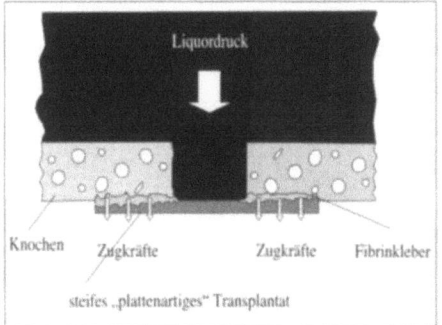 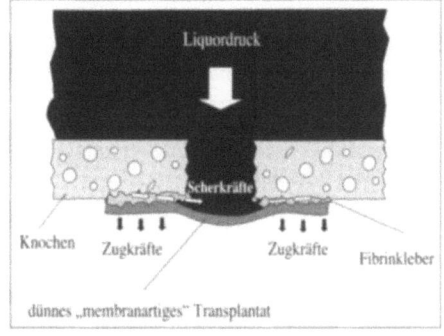

Abb. 1. a Entstehung von Zugkräften an der Klebeverbindung bei steifen Transplantaten **b** Entstehung von Zug- und Scherkräften bei dünnen und flexiblen Transplantaten, die zum Abriss führen können

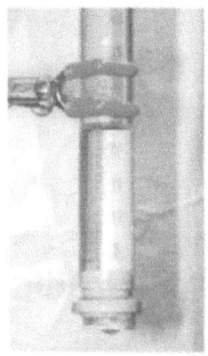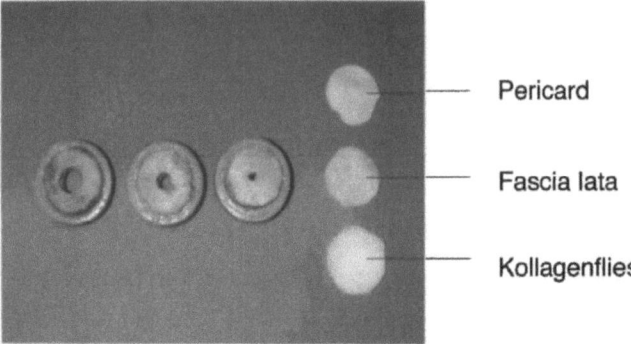

Abb. 2. a Messanordnung mit aufgeklebtem Transplantat **b** Knochenpräparate mit verschiedenen Defektdurchmessern (10 mm, 6 mm, 3 mm) und Transplantaten

nung des Materials und Scherkräfte an der Klebefläche, die zu einer höheren Belastung der Verbindung führen können mit der Folge des Transplantatabrisses (s. Abb. 1b).

Material und Methode

Die Dura-Ersatzmaterialien Faszia lata (Tutoplast®), Pericard (Tutopatch®) sowie ein synthetisch aufbereitetes Kollagenflies (TachoComb®) wurden in Hinblick auf ihre mechanische Belastbarkeit untersucht. Gemessen wurden die Dichtheit des Materials gegenüber der Flüssigkeit sowie die Festigkeit der Fibrinklebeverbindung (Tissucol®) mit dem Knochen in Abhängigkeit vom Flüssigkeitsdruck (NaCl-Lösung). An formidentischen menschlichen Knochenpräparaten (Temporalisschuppe) wurde der Flüssigkeitsdruck bestimmt, der zur sichtbaren Dehnung (Ausbauchung), zur Diffusion von Flüssigkeit durch das aufgeklebte Material bzw. zum Abriss des Materials führte. Diese Messungen erfolgten unter Variation der knöchernen Defektgröße und der Klebefläche (s. Abb. 2).

Ergebnisse

Bei einem Verhältnis von Defektdurchmesser zu Kleberand von 2:1 (siehe Tabelle 1) waren bei allen Transplantaten als Zeichen der Instabilität Ausbauchungen des Materials zu messen, die bei Kollagenflies am größten und bei Fascia lata am geringsten ausfielen. Zur Diffusion von NaCl-Lösung durch das Transplantat kam es bei Kollagenflies (90 mmWs) und Fascia lata

Tabelle 1. Beobachtete Veränderungen der Klebeverbindung in Abhängigkeit vom Wasserdruck bei einem großen knöchernen Defekt und schmalem Kleberand

Experiment 1
Defektdurchmesser 10 mm, Kleberanddurchmesser 5 mm
(entspricht Verhältnis 2:1)

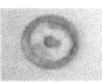

	Kollagenflies	Pericard	Fascia lata
Ausbauchung (0,1 mm) bei:	15 mm Ws	40 mm Ws	70 mm Ws
Diffusion bei:	90 mm Ws	keine (bis 200 mm Ws)	120 mm Ws
Transplantatabriss bei:	100 mm Ws	110 mm Ws	kein Abriss (bis 200 mm Ws)

Tabelle 2. Beobachtete Veränderungen der Klebeverbindung in Abhängigkeit vom Wasserdruck bei einem mittleren knöchernen Defekt und breiterem Kleberand

Experiment 2
Defektdurchmesser 6 mm, Kleberanddurchmesser 9 mm
(entspricht Verhältnis 1:1,5)

	Kollagenflies	Pericard	Fascia lata
Ausbauchung (0,1 mm) bei:	30 mm Ws	55 mm Ws	keine (bis 200 mm Ws)
Diffusion bei:	keine (bis 200 mm Ws)	keine (bis 200 mm Ws)	keine (bis 200 mm Ws)
Transplantatabriss bei:	kein Abriss (bis 200 mm Ws)	kein Abriss (bis 200 mm Ws)	kein Abriss (bis 200 mm Ws)

(120 mmWs) während Pericard dem Druck bis 200 mmWs (Messgrenze) standhielt. Ein Abriss der Klebeverbindung war bei Kollagenflies bei 100 mmWs und bei Pericard bei 110 mmWs zu beobachten, während Faszia lata auch bei 200 mm Ws stabil blieb.

Bei breiterem Klebrand, Verhältnis Defekt/Rand 1:1,5 (siehe Tabelle 2), mussten höhere Drücke aufgebracht werden, um eine messbare Ausbauchung von Kollagenflies (30 mmWs) und Pericard (55 mmWs) festzustellen, während Fascia lata bis 200 mmWs unnachgiebig blieb. Diffusionen von NaCL-Lösung durch das Material oder eine Abriss der Klebeverbindung wurden nicht beobachtet.

Bei extrem breiten Kleberand (siehe Tabelle 3), Verhältnis Defekt/Rand 1:4 konnten keine Ausbauchungen des Materials, Diffusion von Flüssigkeit oder ein Abriss des Materials beobachtet werden.

Diskussion

In klinischen Untersuchungen wird die in der Regel komplikationslose Einheilung von den Duraersatzmaterialien bestätigt (Parizek et al., 1996; Filippi et al., 2001; Caroli et al., 2004). Experimentelle Untersuchungen zur mechanischen Belastbarkeit der Materialien sind dagegen nicht bekannt. Ziel der Untersuchung war, Faszia

Tabelle 3. Beobachtete Veränderungen der Klebeverbindung in Abhängigkeit vom Wasserdruck bei einem großen knöchernen Defekt und schmalem Kleberand

Experiment 3
Defektdurchmesser 3 mm, Kleberanddurchmesser 12 mm
(entspricht Verhältnis 1:4)

	Kollagenflies	Pericard	Fascia lata
Ausbauchung (0,1 mm) bei:	keine (bis 200 mm Ws)	keine (bis 200 mm Ws)	keine (bis 200 mm Ws)
Diffusion bei:	keine (bis 200 mm Ws)	keine (bis 200 mm Ws)	keine (bis 200 mm Ws)
Transplantatabriss bei:	kein Abriss (bis 200 mm Ws)	kein Abriss (bis 200 mm Ws)	kein Abriss (bis 200 mm Ws)

lata, Kollagenflies und Pericard auf ihre mechanische Zuverlässigkeit in Abhängigkeit von der Defektgröße, dem Liquordruck und der Klebetechnik zu untersuchen.

Von den 3 Untersuchten Materialien zeigte Faszia lata die größte mechanische Stabilität und Festigkeit in der Klebeverbindung, gefolgt von Pericard und Kollagenflies. Bei großen knöchernen Substanzdefekten und nur schmalem Kleberand (Verhältnis 2:1), wie sie bei endoskopischen Operationen am Siebbeindach oder der Keilbeinhöhle vorkommen können, sollte ein steifes Material (Fascia lata) als Transplantat bevorzugt werden. Bei endoskopischer Versorgung muss in diesen Fällen der ICP auf Normalwerte (15 mmHg) eingestellt (Liquordrainage) und das Transplantat durch eine Nasentamponade unterstützt werden. Für eine höhere Sicherheit sollte das Transplantat unter die Dura unterfüttert bzw. von endokraniell dem Knochen aufliegend eingebracht werden, um Scherkräfte an der Klebeverbindung zu vermeiden, die eine Ablösung begünstigen. Ist der Kleberand größer als der Defektdurchmesser bieten alle Materialien bei nicht erhöhtem ICP eine ausreichende Stabilität.

Literatur

1. Caroli E, Rocchi G, et al. (2004) Duraplasty: our current experience. Surg Neurol 61 (1): 55-9; discussion 59
2. Filippi R, Schwarz M, et al. (2001) Bovine pericardium for duraplasty: clinical results in 32 patients. Neurosurg Rev 24 (2-3): 103-7
3. Parizek J, Husek Z, et al. (1996) Ovine pericardium: a new material for duraplasty. J Neurosurg 84 (3): 508-13

Korrespondenz: PD Dr. med. T. Zahnert, Klinik und Poliklinik für HNO, Universitätsklinikum der TU Dresden, Fetscherstraße 74, 01307 Dresden, Deutschland,
e-mail: thomas.zahnert@uniklinikum-dresden.de

Anatomie/Meningeome

The lateral skull base approach A, B and C after U. Fisch demonstrated in a plastinated specimen

K. D. M. Resch

Department of Neurosurgery, University of Greifswald, Germany

A 3D medium was necessary to demonstrate and document practicable the complex skull base approach system of infratemporal fossa approach A, B and C after U. Fisch [3, 4, 5, 6, 7]. The plastination technique was chosen to preserve this anatomy in a dry, accurate and attractive specimen [8, 9, 10, 11]. The landmarks and target regions of the approaches are described. Micro- and endoscopic technique are mentioned and the possibility to use the described corridors for trans-viscerocranial avenues in neurosurgery.

Problem

Todays' knowledge in ergonomics, neuropsychology and complexity analysis explains why virtual means are not sufficient for education and why only training models close to surgery are of relevant benefit [2, 15, 16]. Recently there is a new discussion coming up about training needs in neurosurgery [1, 12, 13, 14, 20]. Complex skull base approaches can hardly be demonstrated by two dimensional means. Therefore the skull base approaches after U. Fisch were prepared in a colour injected specimen and preserved by plastination [17, 18]. The result is since then used to demonstrade these approaches in 3D with an absolute accuracy and in a dry and attractive specimen.

Materials and methods

The specimen was injected with coloured resin in blue and red and then underwent formalin fixation. Thereafter scull base approaches A, B and C after U. Fisch were prepared with microsurgical techniques. Finally the specimen went into end-fixation and through the plastination process. During the plastination process the fat and water volumina were displaced by silicon resin (after G. v. Hagens, Heidelberg).

The concept of preparation is according to surgical simulation. The theoretical background is "Gestalt"-theory.

Results

All preparations are carried out into the intradural space, presenting the trans-viscerocranial corridors to the brain, that neurosurgery can take over from ENT surgery.

Approach A (Fig. 1 and 2)

The topographic landmarks are the sigmoid sinus and the jugular bulb, the facial nerve in the Falopian canal and the labyrinth block with the middle ear structures. After drilling free the facial nerve it can be transposed anterior giving free an avenue to the entire jugular bulb and jugular foramen with cranial nerves IX, X and XI. The presigmoid area (Trautmann triangle) between sigmoid sinus, labyrinth block and

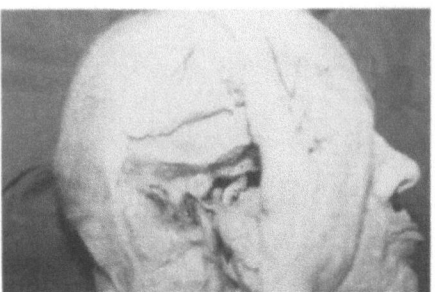

Fig. 1. Macroscopic aspect of a plastinated specimen, vessels injected with coloured resin, and showing lateral skull base approaches A, B, and C

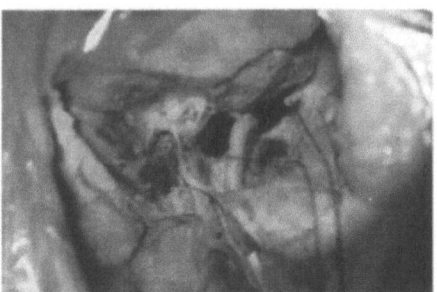

Fig. 2. Microscopic aspect of a plastinated specimen, vessels injected with coloured resin, and showing lateral skull base approaches A, B, and C

superior petrosal sinus gives access to the cerebello pontine angle from ventro-lateral direction. The key to this anatomy within the petrosal bone is an excellent art of drilling with continuously irrigation for absolute clear sight. For early identification of cranial nerves, carotid artery and jugular vein the nerve-vessel street in the parapharyngeal space is also part of the approach.

Approach B (Fig. 1 and 2)

After resection of mandibular joint, Eustachian tube, meningeal medial artery and mandibular nerve, the carotid artery can be drilled out of the carotid canal and transposed anteriorly to reach the clival region. This corridor gives access intradurally entire ventral brain stem and vertebro basilar system from lateral direction. Cranial nerves III to VIII and cavernousus, inferior and superior petrosal sinuses can be reached. The key to this anatomy is the meticulously drilling out of the carotid artery. This is the growing path way of glomus tumors and an unique avenue to the pathology of entire ventral brainstem until to contralateral side. With the aid of an endoscope this window can be visited giving an brilliant panorama of this "no mans land" anatomy.

Approach C (Fig. 1 and 2)

After inferior reflection of zygomatic arche with masseter muscle, trans-section of temporalis muscle and refection inferiorly, detection of pterygoid muscles from the skull base and further drilling of proximal pterygoid process we can progress into four regions:

1. pharyngeal and superior and midddle para-pharyngeal space
2. following maxillary artery into maxillary sinus
3. sphenoid sinus, inferior sellar space, contralateral cavernousus sinus
4. clival region and ventral brain stem

All this four windows can be used for endoscopic visualization, especially intradural inside the basal cisterns of the brain.

The key to this to this anatomy is the reflection of zygomatic arche which makes it necessary in case to carefully mobilize the fronto temporal branches of the facial nerve if they cross the arche close to the meatus side.

Conclusion

Complex skull base approaches can now be explained better with 3D means especially with plastinated specimens, presenting anatomy by a dry, absolute accurate and attractive original model.

This paper is dedicated to Prof. Dr. U. Fisch, the founder of the described scull base approach system. At time of production of this model, the Fisch D type approch had not been elaborated.

References

1. Aboun E, Al-Mefty O, Yasargil MG (2002) New laboratory model for neurosurgical training that simulates live surgery. J Neurosurg 97 (6): 1367-72
2. Doerr W (1984) Gestalt theory and morbid anatomy. Virchows Arch 403: 103-115
3. Fisch U (1978) Infratemporal fossa approach to tumors Auf the temporal bone and base Auf the skull. J Laryngol Otol 92 (11): 949-67
4. Fisch U, Fagan P, Valavanis A (1984) The infratemporal fossa approach for the lateral skull base. Otolaryngol Clin North Am 17 (3): 513-52
5. Fisch U (1984) Infratemporal fossa approach for lesions in the temporal bone and base Auf the skull. Adv Otorhinolaryngol 34: 254-66
6. Fisch U (1983) Infratemporal fossa approach for nasopharyngeal tumors. Laryngoscope 93 (1): 36-44
7. Fisch U (1982) Infratemporal fossa approach for glomus tumors Auf the temporal bone. Ann Otol Rhinol Laryngol 91: 474-9
8. Hagens Gv (1979) Impregnation of soft biological specimens with thermosetting resins and elastomers. Anat Rec 194: 247-255
9. Hagens Gv (1985/86) Heidelberg Plastination Folder. Anatomical Institute I, University of Heidelberg, Germany
10. Hagens Gv, Tiedemann K, Kriz W (1987) The current potential of plastination. Anat Embryol 175: 411-421
11. Hagens Gv, Romrell LJ, Ross MH, Tiedemann K (1990) The visible human body. Lea & Febiger, Philadelphia London
12. Haase J (1999) Image-guided neurosurgery/neuronavigation/surgiscope - reflections on a theme. Minim Invasive Neurosurg 42: 53-59
13. Haase J (2004) Experimental laboratories - organization and importance for microsurgical education. Editoral. Surg Neurosurg (in press)
14. Haase J, Museaus P, Boisen E (2004) Virtual reality and habitats for learning microsurgical skills. In: Andersen P, Quortrup L (eds) Virtual applications. Springer, Berlin Heidelberg New York Tokyo
15. Kockro RA, Serra L, Tseng-Tsai Y et al. (2000) Planning and simulation of neurosurgery in a virtual reality enviroment. Neurosurgery 46: 118-137
16. McDonald JM (1993) Mental rediness and ist links to performance ecellence in surgery. Kintek, Ottawa, Canada
17. Resch KDM, Perneczky A (1990) The use of plastinated specimen in planing microsurgical approaches to the scull- and brain base (5th International Conference on Plastination, Heidelberg 1990). J Int Soc Plastination 3: 29-33
18. Resch KDM, Perneczky A (1993) Use of plastinated craniums in neuroendoscopy 15-16. J Int Soc Plastination 6: 15-16
19. Resch KDM (2001/2) Postmortalinspection (PMI) for neurosurgery: a training model for endoscopic dissection technique. Neurosurg Rev 25: 78-88
20. Witt H, Kozianka J, Waleczek H et al. (1999) Das Erlernen und Optimieren minimal-invasiver Operationsverfahren am menschlichen Leichnam. Chirurg 70: 923-928

Correspondence: Dr. K. D. M. Resch, Neurochirurgie, Universitätsklinikum Greifswald, Ferdinand-Sauerbruch-Strasse, 17489 Greifswald, Germany,
e-mail: resch@uni-greifswald.de

Der prätemporale extradurale Inter V2/V3 Zugang zur oberen Fossa pterygopalatina und medialen Temporobasis

M. Scholz, J. Pechlivanis, K. Schmieder und A. Harders

Neurochirurgische Universitätsklinik, Knappschaftskrankenhaus, Bochum, Deutschland

Einleitung

Zugänge zur Schädelbasis sind gerade in den letzten Jahrzehnten immer weiter entwickelt und verfeinert worden. Gerade die temporomediale Region sowie der Sinus cavernosus sind hierbei aus verschiedenen Richtungen angehbar. Yasargil [6] propagierte für die meisten Prozesse der vorderen und anterioren mittleren Schädelbasis die pterionale Trepanation, die bei Bedarf nach subtemporal erweitert werden kann [2, 4].

Dolenc [1] verdanken wir sicherlich wesentliche Impulse bei der Entwicklung der Sinus cavernosus Chirurgie und ihrer teilweise transcavernösen Zugänge. Ihm kommt hierbei eine Vorreiterrolle zugute, indem er die zugangsdefinierte Anatomie systematisch beschrieb.

Besonders im amerikanischen Schrifttum weit verbreitet sind Verfahren wie z.B. die Orbitozygomaticotomie (Spetzler et al. [5]) und ihre Variationen [3], die für eine Vielzahl von Läsionen angewandt werden, die auf dem europäischen Kontinent eher über nach subtemporal erweiterte modifiziert pterionale Zugänge angesteuert werden. Die Faszination für große Zugänge darf natürlich nicht über die Notwendigkeit hinwegtäuschen im Interesse des Patienten den am wenigsten invasiven Zugang speziell für eine zu attackierende Läsion auszuwählen. Hierbei kommt der präoperativen Planung eine entscheidende Bedeutung zu.

Ich möchte nun anhand eines Patientenbeispieles vorstellen, wie ein Zugang quasi auf die Läsion des Patienten ausgerichtet werden kann.

Fallbeschreibung

Anfang 2003 wurde uns ein 18 Jahre alter junger Mann aus einer auswärtigen HNO-Klinik zugewiesen. Er klagte über links temporale bis parietale Kopfschmerzen. Neurologische Ausfälle bestanden nicht. Die weitere Diagnostik mit Computertomographie und Kernspintomographie ergab eine Läsion im Bereich der Temporobasis bis zur Fossa pterygopalatina ziehend. Bereits zweimalig habe man in einer auswärtigen HNO-Klinik einen Prozess an der Schädelbasis transnasal biopsiert, ohne dass es zu einem Histologienachweis gekommen wäre. In der von uns angefertigten Computertomographie (Abb. 1) konnte ein hypodenser Tumor nachgewiesen werden, der die mittlere temporale Schädelbasis durchbricht, vor dem Foramen ovale liegt und sich bis zur äußeren Schädelbasis erstreckt im Bereich der Fossa pterygopalatina und der Pterygoidwurzel. An der mittleren Schädelbasis projizierten wir den Prozess in das sogenannte Lateral Triangle, dessen Schenkel virtuell vom 2. und 3. Trigeminusast vor ihrem Durchtritt durch das Foramen rotundum und ovale an der mittleren Schädelbasis gebildet werden.

Abbildung 2 (a und b) gibt die genaue Tumorlokalisation in Projektion auf die knöcherne Schädelbasis wieder, die von uns in der dann folgenden Operation annavigiert wurde.

Wir entschlossen uns den Tumor über einen modifiziert pterionalen pretemporalen Zugang anzusteuern und dabei ein Navigationssystem

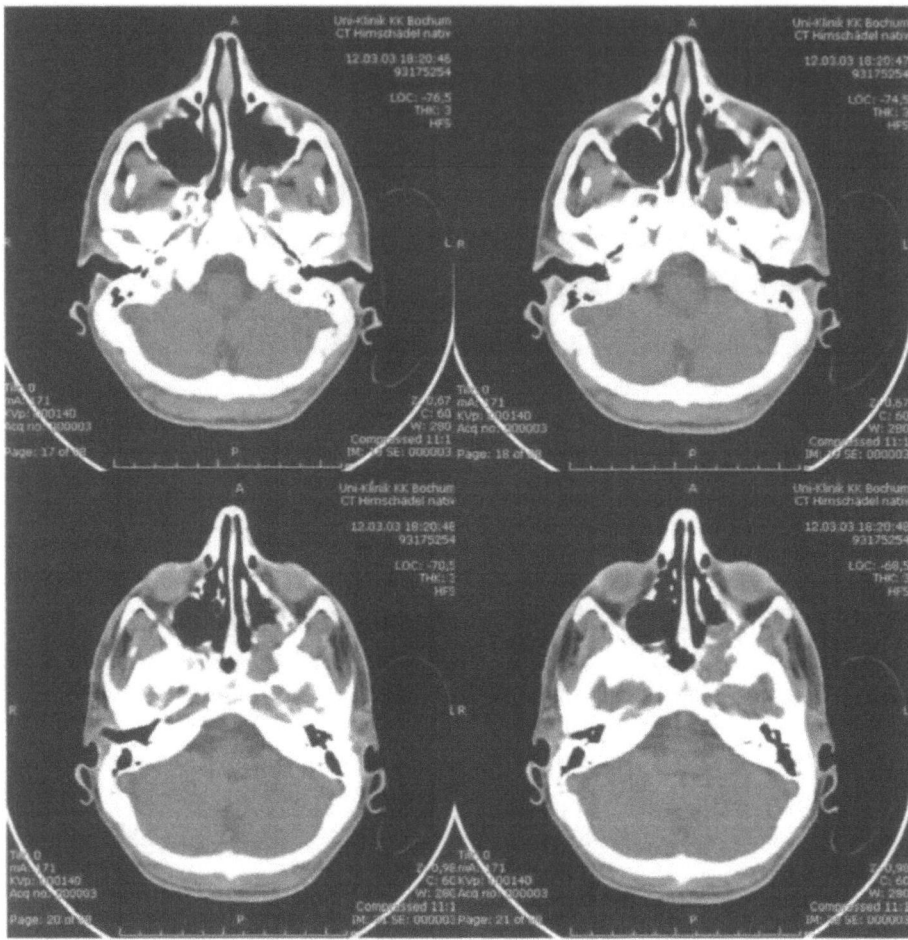

Abb. 1. Craniale Computertomographie, axialer Strahlengang von basal nach cranial: links im Bereich der medialen temporalen Schädelbasis zeigt sich der unregelmäßige hypodense tumoröse Prozess mit Ausdehnung bis zur äußeren Basis und zur Fossa pterygopalatina

(VectorVision, Brain Lab, München) zu verwenden. Bei der am 13. 3. 2003 vorgenommenen Operation lagerten wir den Patienten pterional und legten einen pterionalen Hautschnitt an. Zuvor war der Patient für die Neuronavigation mit dem VectorVision Navigationssystem referenziert worden. Der Muskulus temporalis wurde nach gewohnter Faszieninzision zur Schonung des Fazialisstirnastes weit nach unten bis zum Jochbogen abgeschoben, so dass der Knochen auch über dem Temporalpol und bis zur Temporobasis freilag.

Es wurde nun ein pterionales Bohrloch angelegt und danach der Keilbeinflügel mit der Kugelfräse entfernt. Die Resektion des Knochens wird nun ausgedehnt bis nach temporobasal und bis zur Freilegung der Fissura orbitalis superior und Ausdünnung der lateralen Orbita. Hierbei wird vor Abschiebung der Dura temporopolar und basal die Dura geschlitzt um etwas Liquor zu gewinnen und während der extraduralen Präparation etwas mehr Platz zu erhalten.

Schließlich konnten an der Temporobasis der 2. und 3. Trigeminusast visualisiert und zwischen den Ästen extradural der gelbliche Tumor dargestellt werden. Mit unterschiedlichen Tellerdissektoren wurde der Tumor entfernt, und

Der prätemporale extradurale Inter V2/V3 Zugang zur oberen Fossa pterygopalatina 105

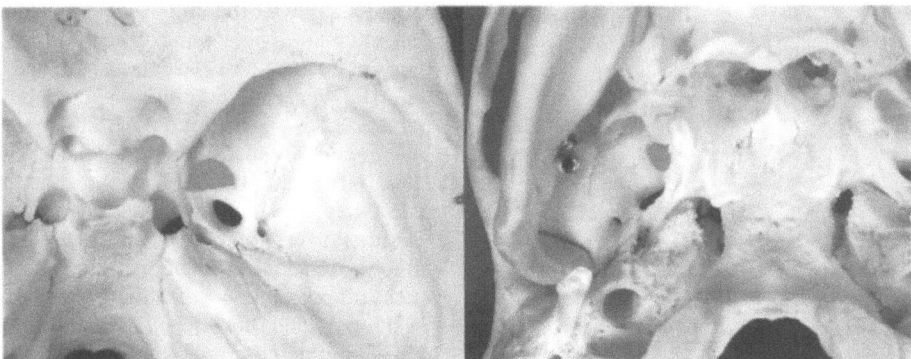

Abb. 2. a Projektion des Tumors (markiert mit Halbkreis) auf die mittlere Schädelgrube eines menschlichen Schädels mit Lokalisation vor dem Foramen ovale. **b** Projektion der Tumorlokalisation (Halbkreis) auf die äußere Schädelbasis direkt hinter der Pterygoidwurzel

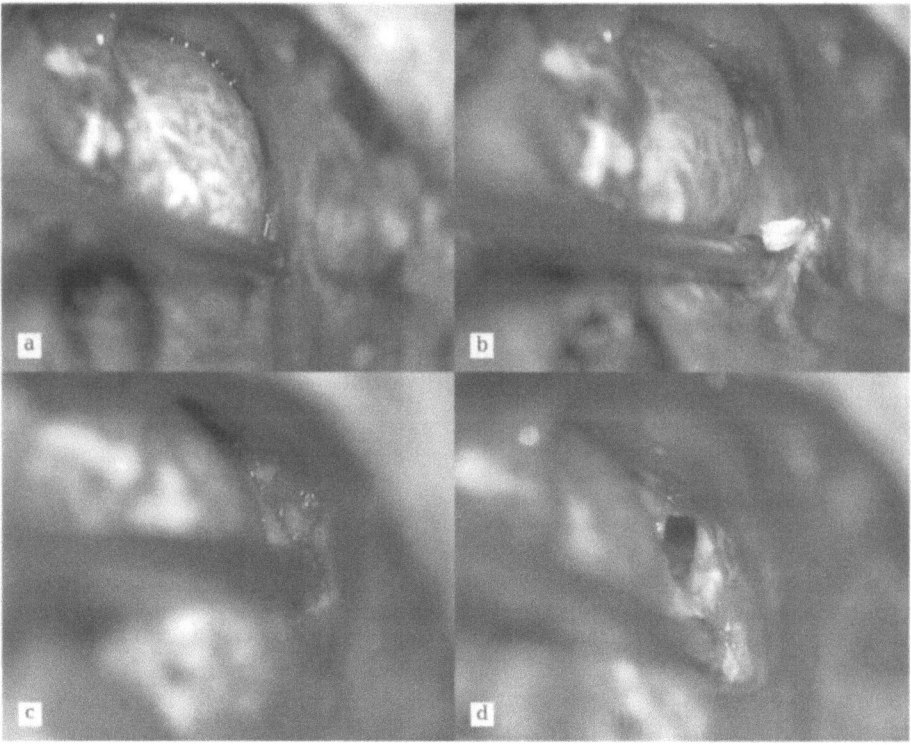

Abb. 3. Intraoperative Digitalfotos in zeitlicher Reihenfolge der Präparation. **a** Extradurale Präparation vor dem Temporallappen. **b** Resektion von prätemporalem Knochen an der lateralen Orbita. **c** Darstellung des gelblich vaskularisierten Tumors zwischen dem 2. und 3. Trigeminusast. **d** Zustand nach Tumorresektion

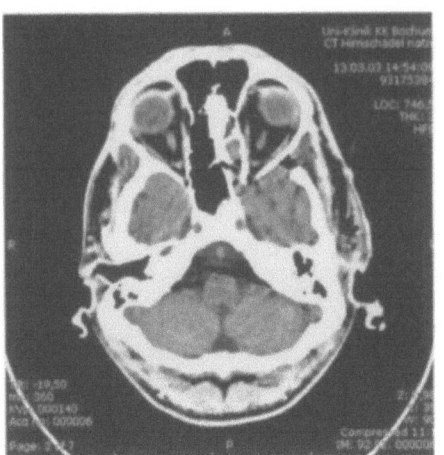

Abb. 4. Postoperative craniale Computertomographie, axialer Strahlengang: deutliche Lufteinschlüsse im Zugangsbereich

schließlich erfolgte der Wundverschluss nach Einzelknopfnaht der Dura und Wiedereinfügen des Bohrmehles. Abbildung 3 gibt in zeitlicher Reihenfolge einige Operationsschritte als Digitalfoto wieder.

Ein postoperatives CCT (Abb. 4) zeigt ein normales Bild nach Operation ohne Nachblutung. Der klinische Verlauf nach dem Eingriff war unauffällig. Die Wundheilung verlief primär. Neurologische Ausfälle bestanden nicht. Das kosmetische Ergebnis bei der Nachuntersuchung nach 6 Monaten war sehr gut und der junge Mann war bis auf gelegentliche Kopfschmerzen beschwerdefrei. Der junge Mann wird über unsere Schädelbasissprechstunde regelmäßig kernspintomographisch kontrolliert.

Zusammenfassung

Der vorgestellte Fallbericht demonstriert die Möglichkeit einen auf den jeweiligen Patienten mit seiner individuellen Anatomie abgestimmten Zugang. Hierbei kann durch gezielte extradurale Knochenresektion minimal invasiv nahezu in jeder Region der Basis eine Läsion angesteuert werden. Der Verwendung eines Navigationsgerätes kann hierbei trotz vorhandener knöcherner Landmarken hilfreich sein, vor allem wenn die normale Anatomie durch eine entsprechende Läsion distordiert ist. Gerade Prozesse im Grenzgebiet zwischen äußerer und innerer Schädelbasis sollten auch interdisziplinär diskutiert werden, da die benachbarten „Kopffächer" oft andere Zugänge offerieren können, die besser zum Ziel führen.

Literatur

1. Dolenc VV (2003) Microsurgical anatomy and surgery of the central skull base. Springer, Wien New York, pp 5-72
2. Harland SP, Hussein A, Gullan RW (1996) Modifications of the standard pterional approach for aneurysms of the anterior circle of Willis. Br J Neurosurg 10 (2): 149-153
3. Hayashi N, Hirashima Y, Kurimoto M, Asahi T, Tomita T, Endo S (2002) One-piece pedunculated frontotemporal orbitozygomatic craniotomy by creation of a subperiosteal tunnel beneath the temporal muscle: technical note. Neurosurgery 51 (6): 1520-1523
4. Heros RC, Lee SH (1993) The combined pterional/anterior temporal approach for aneurysms of the upper basilar complex: technical report. Neurosurgery 33 (2): 244-250
5. Lemole GM Jr, Henn JS, Zambramski JM, Spetzler RF (2003) Modifications to the orbitozygomatic approach. Technical note. J Neurosurg 99 (5): 924-930
6. Yasargil MG (1984) Microneurosurgery, vol 1. G Thieme, Stuttgart New York, pp 215-233

Korrespondenz: PD Dr. M. Scholz, Neurochirurgische Universitätsklinik, Knappschaftskrankenhaus, In der Schornau 23-25, 44892 Bochum, Deutschland,
e-mail: martin.scholz@ruhr-uni-bochum.de

Extrakranielle Ausbreitung eines Meningeoms der vorderen Schädelbasis (Midfacial Degloving)

P. A. Federspil[1], B. Romeike[2], W. Feiden[2] und P. K. Plinkert[1]

[1] Zentrum für Schädelbasischirurgie, Klinik und Poliklinik für Hals-Nasen-Ohrenheilkunde und
[2] Institut für Neuropathologie, Universitätsklinik des Saarlandes, Homburg/Saar, Deutschland

Einleitung

Tumoren der vorderen Schädelbasis stellen aufgrund der Nähe vitaler Strukturen besondere Ansprüche an den operativen Zugangsweg. Ausgezeichnete Übersicht zur Nasenhaupthöhle, den Nasennebenhöhlen und der Frontobasis bei gleichzeitig sehr günstigem kosmetischen Ergebnis bietet das Midfacial Degloving [1–7]. Dabei handelt es sich um einen zentralen Zugang, bei dem der Weichgewebsmantel des Mittelgesichts „wie ein Handschuh abgestreift" wird. Dieser Zugang beruht in der heute gültigen Form auf einer Beschreibung von Casson, Bonnano und Converse [2] aus dem Jahre 1974. Es existieren jedoch schon frühere Beschreibungen ähnlicher Operationen, so 1912 von Adair Dighton und 1927 von Portmann und Retrouvey [1]. Hierzulande wurde das Midfacial Degloving durch Arbeiten von Berghaus [1] und Lenarz [4] populär gemacht.

Falldarstellung

1986 war bei einer damals 46-jährigen Patientin ein Meningeom des linken Keilbeinflügels neurochirurgisch operiert worden. Im weiteren Verlauf kam es zu einer Ausbreitung in den Sinus cavernosus, die linke Orbita sowie in Keilbeinhöhle und hinteres Siebbein mit Ummauerung der A. carotis interna und Amaurose links sowie einer Obstruktion der linken Tuba auditiva. Nach weiteren Operationen 1992 und 1994 andernorts wurde 1996 eine perkutane Strahlentherapie im Bereich des Sinus cavernosus mit 6 MeV Photonen bis zu einer Gesamtdosis von 57,6 Gy durchgeführt. 2002 war es zu einem erneuten Tumorwachstum gekommen, wobei über einen endonasalen Zugang unter Teilresektion des Clivus und der Pterygoidwurzel operiert wurde. 2003 wurde ein erneutes Rezidiv mit drohender Kompression des noch funktionierenden rechten Sehnerven diagnostiziert (Abb. 1). Aufgrund der Ausdehnung auf Clivus/Keilbeinhöhle beiderseits, Orbitaspitze links bis zur Apertura piriformis links und zum Septum sowie zum N. opticus auf der rechten Seite, wählten wir als Zugang zur Resektion das Midfacial Degloving (Abb. 2). Aufgrund des anaplastischen Charakters des Meningeomrezidivs wurde postoperative eine Bestrahlung mit Kohlenstoffionen im DKFZ Heidelberg (Prof. Wannenmacher und Prof. Debus) angeschlossen.

Operative Technik

Das Nasenloch wird beiderseits nach interkartilaginärem Schnitt und Transfixion innen komplett zirkulär umschnitten. Es wird eine Décollement des Nasenrückens durchgeführt. Die Weichteilbedeckung des Mittelgesichtes kann nach sublabialer Inzision bis zum Margo infraorbitalis bzw. der Nasenwurzel abgeschoben werden (Insert in Abb. 1). Für einen medial gelegenen Tumor wird die faziale Kieferhöhlenwand mit der Knochenspange entlang der Apertura piriformis entfernt. Gegebenenfalls kann das Septum von der Maxilla abgelöst und reseziert werden. Beim Wundverschluss ist auf eine sorgfältige Naht im Naseneingang zu achten, um eine Stenosierung zu vermeiden.

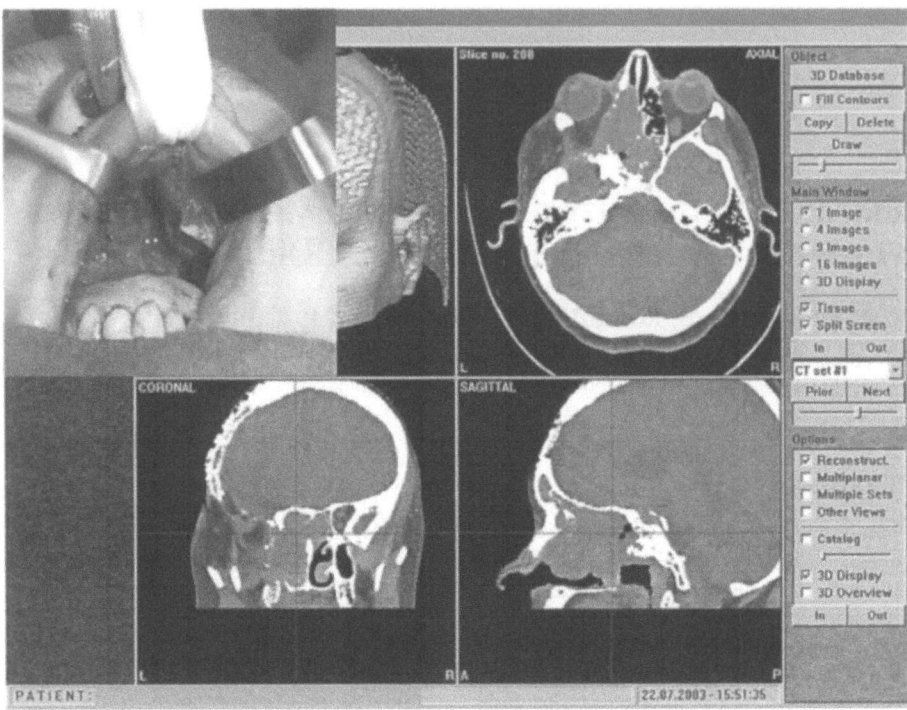

Abb. 1. Planungsbildschirm mit präoperativen CT. Das Insert links oben zeigt den intraoperativen Situs

Pathohistologie

Bereits auf den initialen histologischen Tumorschnitten von 1986 sind neben spindelförmigen Zellen auch die typischen Schichtungsfiguren als „ballenartige" Strukturen zu erkennen, die pathognomonisch für das Meningeom sind. Man erkennt hier eine breite Invasion der Dura mater und auch des Knochens. Diese Invasion kann allerdings bei den Meningeomen bei allen Graden auftreten. Immerhin respektierte das Meningeom die Hirnsubstanz. Dass es sich bei diesem Meningeom allerdings von Anfang an um einen besonders aggressiven Tumor handelte, zeigen vermehrt aufgetretene Mitosen. Das Meningeom wurde damals aus diesen Gründen bereits als „Meningeomvariante" diagnostiziert. Retrospektiv ist das Meningeom nach der aktuellen WHO-Klassifikation als *atypisches* – oder besser gesagt *intermediäres* – Meningeom Grad 2 einzuordnen. Neu ist auf den histologischen Schnitten von 2002 das Auftreten von Strichnekrosen. Aktuell herrschen ganz überwiegend Spindelzellen vor, so dass das histologische Bild eher einem Sarkom gleicht als einem Meningeom. Es findet sich ein deutlicher Anstieg der Anzahl der Mitosen. Damit handelt es sich jetzt um eine Progression zu einem anaplastischen Meningeom Grad 3 nach der WHO-Klassifikation (Abb. 3).

Diskussion

Dieser Zugang war eigentlich wie geschaffen für die Ausdehnung des beschriebenen Tumors, und erlaubte eine übersichtliche Resektion unter Vermeidung äußerlich

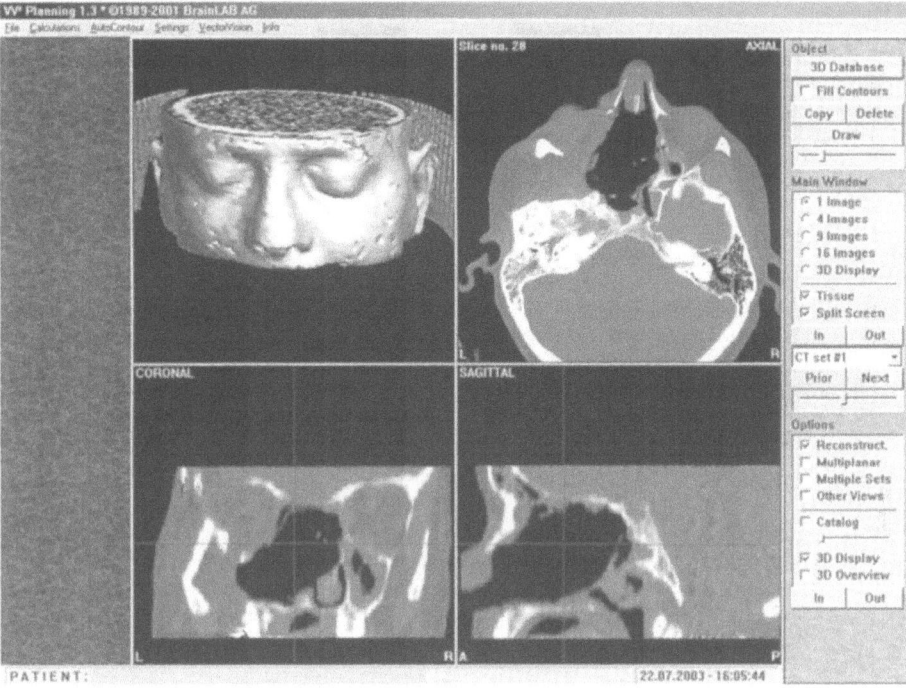

Abb. 2. Postoperatives CT

sichtbarer Narben. Gerade wenn wie in diesem Fall bei einem außerordentlich aggressiv wachsenden Tumor eine Palliation

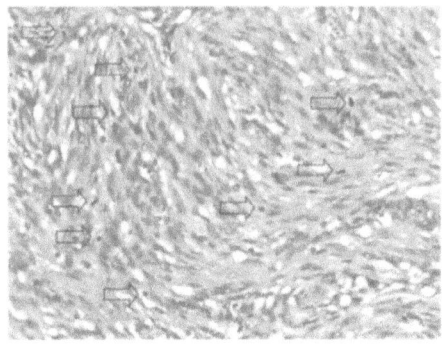

Abb. 3. Histologischer Schnitt (HE, x20) durch den Tumor mit storiformer Anordnung der Tumorzellen und einer Vielzahl von Mitosen (Pfeile)

und Bewahrung der noch verbliebenen Lebensqualität in Form von Erhalt des letzten noch sehenden Auges angestrebt wird, bietet dieser Zugangsweg ein Optimum an Übersicht bei gleichzeitig minimaler Morbidität [6]. Ein weiterer Vorteil besteht darin, dass über den gleichen Zugang beiderseitig vorgegangen werden kann [1, 6]. Das Midfacial Degloving kann problemlos mit einem neurochirurgischen Zugangsweg kombiniert werden. Eine Limitation des Midfacial Deglovings besteht lediglich darin, dass weit vorne gelegene Strukturen, wie bspw. die Stirnhöhle, nicht gut zu erreichen sind [4]. Wir wollten mit diesem interessanten Fall einen kleinen Beitrag zum interdisziplinären Management von Patienten mit extrakranieller Ausbreitung von Meningeomen liefern und an die Vorteile des Midfacial Degloving erinnern.

Literatur

1. Berghaus A (1990) Midfacial degloving. HNO 38: 7-11
2. Casson PR, Bonnano PC, Converse JM (1974) The midfacial degloving procedure. Plast Reconstr Surg 53: 102-113
3. Conley J, Price JC (1979) Sublabial approach to the nasal and nasopharyngeal cavities. Am J Surg 138: 615-618
4. Lenarz T, Keiner S (1992) Midfacial Degloving: ein alternativer Zugangsweg zur Frontobasis, der Nasenhaupt- und den Nasennebenhöhlen. Laryngo-Rhino-Otol (Stuttgart) 71: 381-387
5. Maniglia AJ (1986) Indications and techniques of midfacial degloving. Arch Otolaryngol Head Neck Surg 112: 750-752
6. Plinkert PK, Zenner HP (1996) Transfazialer Zugang, kraniofaziale Resektion und Midfacial Degloving bei der Chirurgie bösartiger Tumoren der vorderen Schädelbasis und der angrenzenden Nasennebenhöhlen. HNO 44: 192-200
7. Price JC, Holliday MJ, Johns ME, Kennedy DW, Richtsmeier WJ, Mattox DE (1988) The versatile midfacial degloving approach. Laryngoscope 98: 291-295

Korrespondenz: Dr. med. P. A. Federspil, Zentrum für Schädelbasischirurgie, Klinik und Poliklinik für Hals-, Nasen- und Ohrenheilkunde, Universitätskliniken des Saarlandes, Kirrberger Straße, 66421 Homburg, Deutschland, e-mail: Ph.Federspil@uniklinik-saarland.de

Der Interhemisphärische Zugang zu Olfaktoriusmeningeomen

A. Ince, V. Rohde, G. Laps, J. M. Gilsbach und L. Mayfrank

Neurochirurgie, Universitätsklinik Aachen, Deutschland

Olfaktoriusmeningeome machen 8–18% aller intrakraniellen Meningeome aus [1].

Die in der Literatur beschriebenen und favorisierten Zugänge zur mikrochirurgischen Behandlung von Olfactoriusmeningeomen sind insbesondere der pterionale [2, 3, 4] oder der subfrontale [5] Zugangsweg. In unserer Klinik werden Olfactoriusmeningeome seit 1992 über den Interhemisphärenspalt operiert. Da wir ausgesprochen gute Erfahrungen mit dieser Methode gemacht haben und dieser Operationsweg für Olfactoriusmeningeome in der Literatur nur selten beschrieben wurde, möchten wir unsere Ergebnisse präsentieren und die potenziellen Vorteile dieser Technik darstellen.

Zwischen 1992 und 2002 erfolgte bei 27 konsekutiven Patienten (11 Männer und 16 Frauen) die Entfernung eines Olfactoriusmeningeoms über den interhemisphärischen Zugangsweg. Das Durchschnittsalter betrug 62 Jahre. Zur präoperativen Planung wurde in allen Fällen ein CCT, ein MRT und bei Tumoren mit einem Durchmesser > 4 cm eine zerebrale Angiographie durchgeführt. Es wurde eine einseitige frontale, parasagittale Kraniotomie oberhalb der Stirnhöhle mit Darstellung des Sinus sagittalis superior durchgeführt (s. Abb. 2a). Der ipsilaterale Frontallappen wurde anschließend leicht nach lateral retrahiert und der Tumor durch den Spalt zwischen Falx und Frontallappen anterior zum Corpus callosum resiziert. Es erfolgt zunächst das Aufsuchen der Blutversorgung an der Frontobasis (s. Abb. 2b, 2c) und erst im Anschluss die weitere Tumor-

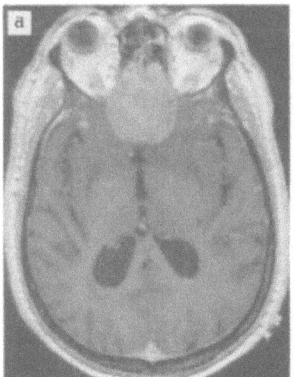 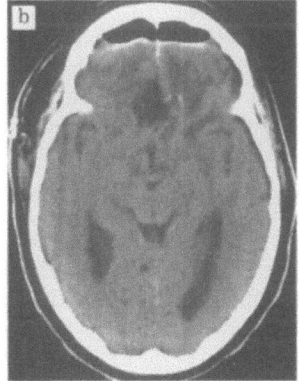 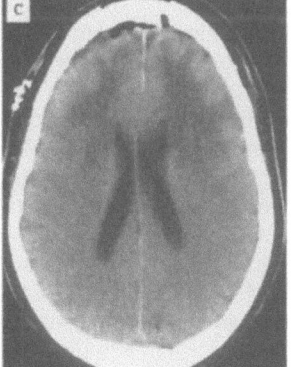

Abb. 1. a Prä-operative, T1-gewichtete, Kontrastmittel-angehobene, axiale MRT-Darstellung eines Olfaktoriusmeningeoms; post-operatives CCT **b** Komplette Tumorentfernung **c** Rückgang des perifokalen Ödems ohne Zeichen einer frontalen Kontusion

Tabelle 1. Auflistung der Alters- und Geschlechtsverteilung des Patientenguts sowie Gegenüberstellung der prä- und postoperativen Symptome

Patient Nr.	Alter	Geschlecht	Visusstörung		Psychische Störung		Riechstörung	
			Prä-op	post-op	prä-op	post-op	Prä-op	post-op
1	56	w	ja	gebessert	ja	gebessert	ja	unverändert
2	59	w	0	0	ja	gebessert	ja	unverändert
3	53	w	ja	gebessert	0	0	ja	unverändert
4	75	w	0	0	ja	gebessert	ja	unverändert
5	72	m	0	0	ja	gebessert	ja	unverändert
6	45	w	ja	gebessert	0	0	ja	unverändert
7	64	w	0	0	0	0	ja	unverändert
8	55	m	0	0	0	0	0	0
9	70	w	0	0	ja	gebessert	ja	unverändert
10	66	w	0	0	0	0	0	0
11	47	m	0	0	0	0	ja	unverändert
12	53	m	0	0	0	0	0	0
13	74	w	0	0	0	0	ja	unverändert
14	76	m	0	0	0	0	ja	unverändert
15	48	m	ja	gebessert	ja	gebessert	ja	unverändert
16	62	w	ja	gebessert	ja	gebessert	ja	unverändert
17	62	m	ja	unverändert	0	0	ja	unverändert
18	78	m	ja	gebessert	ja	gebessert	0	0
19	83	w	0	0	ja	gebessert	ja	unverändert
20	75	m	0	0	ja	gebessert	ja	unverändert
21	66	w	ja	unverändert	ja	gebessert	ja	unverändert
22	46	m	0	0	0	0	ja	unverändert
23	40	w	0	0	ja	gebessert	ja	unverändert
24	60	w	0	0	0	0	ja	unverändert
25	70	w	0	0	ja	gebessert	ja	unverändert
26	76	m	0	0	0	0	ja	unverändert
27	44	w	0	0	0	0	ja	unverändert

höhlung und Resektion der dorsalen Anteile, Darstellung der Anteriores und des optischen Systems (s. Abb. 2d).

Bei allen Patienten konnte der Tumor makroskopisch komplett entfernt werden. Bei keinem Patienten kam es zu einer Läsion des Frontallappens, der Aa. cerebri anteriores oder des optischen Systems. Venöse Infarkte durch Schädigung von Brückenvenen oder eine postoperative Rhinoliquorrhoe war nicht nachzuweisen. Alle Patienten mit einer präoperativ bestandenen psychischen Störung sowie 6 von 8 Patienten mit einer Visusstörung zeigten eine Verbesserung der Symptomatik. Bei 4 Patienten konnte eine im Operationsgebiet verlaufende Brückenvene nicht erhalten werden, dies führte jedoch nicht zu klinischer oder bildmorphologischer Veränderung. Ein Patient entwickelte eine Wundinfektion. Eine Patientin zeigte einen komplizierten post-operativen Verlauf, wurde nur verzögert wach und verstarb 4 Monate post-operativ an den Folgen einer Pneumonie.

Zusammenfassend zeigen sich keine operativen Nachteile dieser Technik im Vergleich zu den bisher üblicherweise favorisierten Techniken. Unserer Erfahrung nach weist der interhemisphärische Zugang einige Vorteile gegenüber dem subfrontalen Zugang auf. Die frontale Kraniotomie, welche für den interhemisphärischen Zugangsweg erforderlich ist, kann einfach durchgeführt werden und ist nicht so zeitaufwändig wie z.B. bei dem subfrontalen oder pterionalen Zugang. Des Weiteren wird der Sinus frontalis nicht eröffnet, was das Risiko einer Rhinoliquorrhoe verringert. Zum Ende der Operation hat man einen guten Überblick über die Anteriores und das optische System sowie eine gute

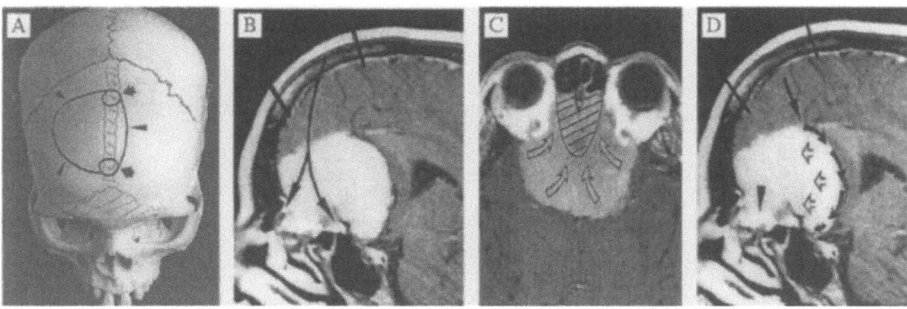

Abb. 2. Darstellung der einzelnen Operationsschritte [6]

direkte Übersicht über die Frontobasis. Dies ist von Vorteil, da z.B. Tumoranteile in der knöchernen Frontobasis gut entfernt werden können und auch eventuelle Duradefekte zur Verhinderung einer post-operativen Rhinoliquorrhoe sehr einfach verschlossen werden können. Ebenso ist es vorteilhaft, dass über unsere Technik die Blutversorgung des Tumors frühzeitig unterbunden werden kann, da die Blutversorgung dieser Tumore über einen umschriebenen Bereich erfolgt, welche die Dura Nähe der Crista galli und der Mittellinie sowie den vorderen Bereich des Daches der Ethmoidalzellen beinhaltet und diese Strukturen über den interhemisphärischen Zugangsweg bereits zu Beginn exploriert werden.

Neben den bereits erwähnten Vorzügen des interhemisphärischen Zugangs müssen auch die möglichen Risiken illustriert werden. Bei der Trepanation besteht die Gefahr der Verletzung des Sinus sagittalis superior und der Brückenvenen. Der Frontallappen darf initial nicht zu stark retrahiert werden, da die Gefahr der Kontusion besteht, daher ist die Vorbehandlung mit Dexametason, ggf. auch mit Mannit sowie die richtige Lagerung von großer Bedeutung.

Zusammenfassend kompensiert der interhemisphärische Zugang einige Nachteile des subfrontalen Zugangsweges. Komplette Tumorentfernung kann auch im Bereich der Ethmoidalzellen erfolgen. Die intraoperativen Beobachtungen sowie die postoperativen klinischen und neuroradiologischen Untersuchungen zeigen keine mit der Technik assoziierten Läsionen im Frontallapen, des optischen Systems oder der Anteriores. Nach unseren Erfahrungen ist der interhemisphärische Zugang zu Olfaktoriusmeningeomen eine empfehlenswerte Alternative zum subfrontalen und pterionalen Zugang.

Literatur

1. Ojemann R (1991) Olfactory groove meningiomas. In: Al-Mefty O (ed) Meningiomas. Raven Press, New York, pp 383-393
2. Turazzi S, Cristofori L, Bricolo A (1999) The pterional approach for the microsurgical removal of olfactory groove meningiomas. Neurosurgery 45 (4): 821-5
3. Hassler W, Zentner J (1989) Pterional approach for surgical treatment of olfactory groove meningiomas. Neurosurgery 25: 942-7
4. Schaller C, Rohde V, Hassler W (1994) Microsurgical removal of olfactory groove meningiomas via the pterional approach. Skull Base Surg 4: 189-92
5. Al-Mefty O (1993) Tuberculum sella and olfactory groove meningiomas. In: Sekhar LN, Janecka IP (eds) Surgery of cranial base tumors. Raven Press, New York
6. Mayfrank L, Gilsbach JM (1996) Interhemispheric approach for microsurgical removal of olfactory groove meningiomas. Br J Neurosurg 10 (6): 541-545

Korrespondenz: Dr. A. Ince, Neurochirurgie, Universitätsklinik Aachen, Pauwelsstraße 30, 52057 Aachen, Deutschland

Erfahrungen in der Therapie von Olfaktoriusrinnenmeningeomen

R. Buhl[1], St. Maune[2] und H. M. Mehdorn[1]

[1] Klinik für HNO und
[2] Klinik für Neurochirurgie, Universitätsklinikum Schleswig Holstein, Campus Kiel, Deutschland

Einleitung

Meningeome der Olfaktoriusrinne machen ca. 5–8% der intrakraniellen Meningeome aus. Sie werden symptomatisch durch eine Hyposmie, Sehstörungen oder ein hirnorganisches Psychosyndrom. Häufig haben diese Tumoren zu diesem Zeitpunkt bereits eine eindrucksvolle Größe erreicht und sind oft von einem ausgeprägten Hirnödem umgeben.

15% der Olfaktoriusmeningeome zeigen eine Ausbreitungstendenz in den Sinus ethmoidalis. Simpson berichtete nur

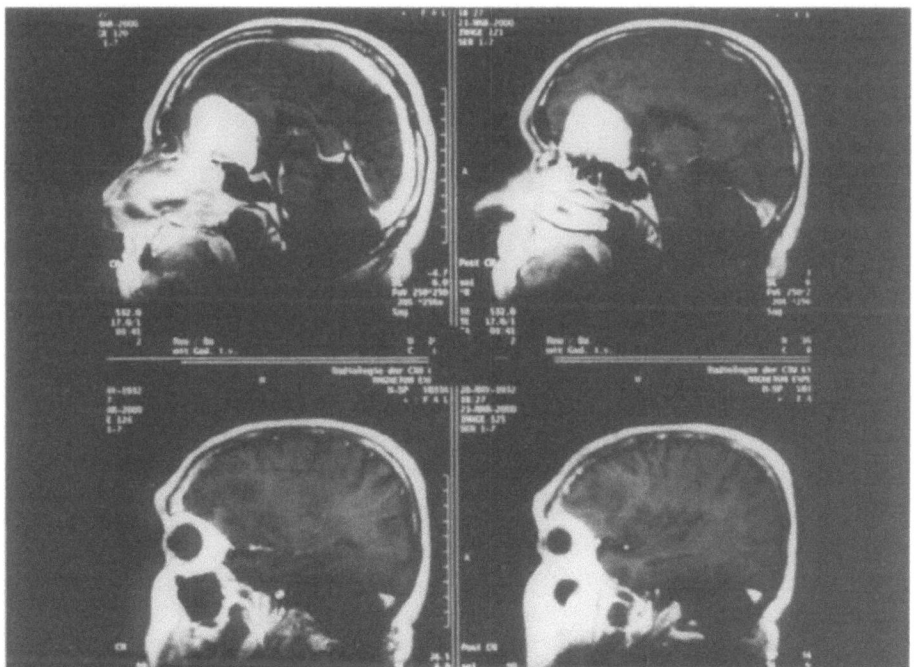

Abb. 1. Sagittales MRT in T1 gewichteten Aufnahmen mit Gd-DTPA und Darstellung eines ausgedehnten Meningeoms der Olfaktoriusrinne

bei einem von 14 Patienten mit einem Olfaktoriusmeningeom von einer Exstirpation des Tumors mit Resektion der Ansatzstelle (Simpson I), bei den restlichen Fällen erfolgte die Koagulation der Tumormatrix.

Mirimanoff et al. beobachteten eine Rezidivrate von 30% nach 5 Jahren und von 41% nach 10 Jahren bei Patienten mit diesen Tumoren. Empfohlen wird daher die möglichst komplette Resektion des Tumors mit involvierter Dura, Knochen und evtl. auch befallener Mukosa des Sinus ethmoidalis.

Ergebnisse

In den letzten 12 Jahren wurden in unserer Klinik 32 Patienten an einem Olfaktoriusrinnenmeningeom behandelt. Diese machten ca. 7% der gesamten Patienten mit einem Meningeom aus; 18 waren weiblich, 14 männlich. Das Durchschnittsalter betrug 58 Jahre (29–79 Jahre).

Dreizehn Meningeome hatten einen Durchmesser von über 5 cm (40%).

Ein ausgeprägtes Begleitödem bestand bei 14 Patienten, ein mittleres Ödem bei 8 Patienten, ein leichtes bei 7 und kein Ödem in 3 Fällen.

Symptomatisch wurden die Meningeome am häufigsten durch eine Hyp- bzw. Anosmie bei 21 Patienten, Kopfschmerzen und ein Psychosyndrom (je 16) sowie eine Visusminderung (13).

Histologisch zeigte sich in 24 Fällen ein meningotheliomatöses Meningeom, ein psammomatöses, transitionelles und sekretorisches in jeweils 2 Fällen und ein atypisches Meningeom. Ein Patient mit einem asymptomatischen Meningeom wurde nicht operiert. Ein Patient verstarb in den ersten 30 postoperativen Tagen (Letalität 3%).

Im Nachbeobachtungszeitraum kam es bei 3 Patienten zu einem Rezidiv, wobei sich in 2 Fällen ein Einbruch in die Ethmoidalzellen zeigte. Postoperative Komplikationen waren eine Liquorrhoe in 5 Fällen, ein ausgeprägtes Hirnödem in 2 Fällen und eine Infektion in einem Fall. Bei einer Patientin musste aufgrund eines zunehmendes Hirnödems mit ansteigenden ICP Werten eine dekompressive Craniektomie mit Duraerweiterungsplastik durchgeführt werden.

Einen besonders ungewöhnlichen Fall sahen wir bei einem 67-jährigen Patienten der an einem ca. 6 cm großen Meningeom der Olfaktoriusrinne operiert wurde und bei dem nach 2 Jahren ein asymptomatisches Rezidiv im Bereich der Ethmoidalzellen nachgewiesen wurde ohne dass ein Rezidivwachstum im Bereich der Olfaktoriusrinne zu sehen war. Dieser Rezidivtumor wurde interdisziplinär mit den Kollegen der HNO Klinik über einen endoskopischen transnasalen Zugang komplett entfernt.

Diskussion

Meningeome der Olfaktoriusrinne sind relativ seltene Tumoren mit engem Bezug zu den Ethmoidalzellen. In ca 15% dehnen sie sich nach caudal aus und erfordern dann oft ausgedehnte interdisziplinäre Eingriffe. Aufgrund eines oft assoziierten Hirnödems, Involvierung der Hirnnerven und möglicher postoperativer Liquorrhoe und Pneumo-cephalus ist die Morbidität relativ hoch.

Ein weiteres Problem ist das oft sehr lange Anamneseintervall bis die Tumoren symptomatisch werden. Zu diesem Zeitpunkt haben diese bereits ein beträchtliches Ausmaß erreicht.

Bei sehr großen Meningeomen ist oft die Unterscheidung schwer zwischen Meningeomen der Olfaktoriusrinne, des Tuberculum sellae und des Clinoidfortsatzes. Daher werden auch unterschiedliche Zugänge zur Exstirpation dieser Tumoren beschrieben. Turazzi et al. berichten über gute Ergebnisse beim pterionalen Zugang in 37 Fällen. Mayfrank und Gilsbach berichten über positive Erfahrungen beim interhemisphärischen Zugang bei 18 Patienten und nennen als Vorteile die Schonung

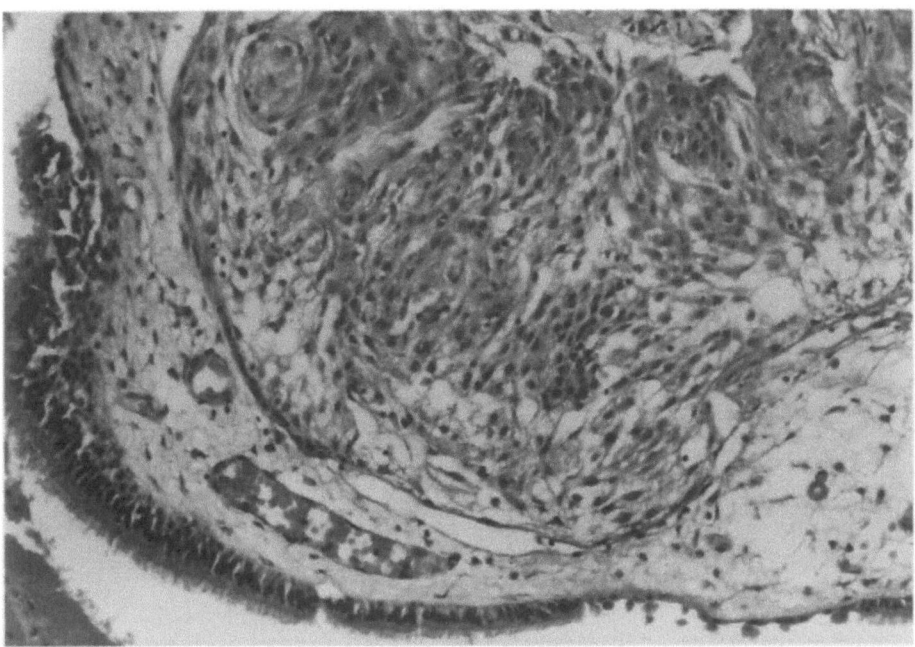

Abb. 2. Histologische Untersuchung eines meningothelialen Meningeoms mit Ausdehnung in die Mukosa. Man erkennt gut das respiratorische Epithel (HE, ×250)

des Sinus frontalis und den guten Überblick bei der Präparation am N. opticus und der A. cerebri anterior. Maiuri et al. berichten über einen gemeinsamen subfrontalen und nasalen Zugang bei einem Meningeomrezidiv 15 Jahre nach primärer Operation. Das durchschnittliche Intervall bis zum Rezidiv beträgt ca. 6 Jahre.

Der operative Zugang ist sicher abhängig von der persönlichen Erfahrung des Operateurs und der Ausdehnung des Tumors.

Diese Meningeome der vorderen Schädelgrube stellen unverändert eine chirurgische Herausforderung dar und insbesondere bei Rezidiven ist eine interdisziplinäre Therapie mit den Kollegen der HNO häufig erforderlich.

Eine Resektion der Ansatzstelle (Simpson I), Entfernung der Hyperostose und des infiltrierten Knochens sowie evtl. infiltrierter Mukosa mit Duraplastik sollte möglichst durchgeführt werden.

Literatur

1. Derome PJ, Guiot G (1978) Bone problems in meningioma invading the base of the skull. Clin Neurosurg 25: 435-451
2. El Gindi S (2000) Olfactory groove meningiomas: surgical techniques and pitfalls. Surg Neurol 54: 415-417
3. Maiuri F, Salzano FA, Motta S, Colella G, Sardo L (1998) Olfactory groove meningioma with paranasal sinus and nasal cavity extension: removal by combined subfrontal and nasal approach. J Craniomaxillofac Surg 26: 314-317
4. Mayfrank L, Gilsbach JM (1996) Interhemispheric approach for microsurgical removal of olfactory groove meningiomas. Br J Neurosurg 10: 541-545
5. Mirimanoff RO, Dosoretz DE, Linggood RM, Ojemann RG, Mortuza RL (1985) Meningioma: analysis of recurrence and progression following neurosurgical resection. J Neurosurg 62: 18-24
6. Obeid F, Al-Mefty O (2003) Recurrence of olfactory groove meningiomas. Neurosurgery 53: 534-543

7. Sekhar LN, Nanda A, Sen CN, Snyderman CN, Janecka IP (1992) The extended frontal approach to tumors of the anterior, middle and posterior skull base. J Neurosurg 76: 198-206
8. Simpson D (1957) The recurrence of intracranial meningiomas after surgical treatment. J Neurol Neurosurg Psychiatry 20: 22-39
9. Snyder WE, Shah MV, Weisberger EC, Campbell RL (2000) Presentation and patterns of late recurrence of olfactory groove meningiomas. Skull Base Surg 10: 131-139
10. Turazzi S, Cristofori L, Gambin R, Bricolo A (1999) The pterional approach for the microsurgical removal of olfactory groove meningiomas. Neurosurgery 45: 821-826

Korrespondenz: Dr. R. Buhl, Klinik für Neurochirurgie, Universitätsklinikum, Weimarer Straße 8, 24106 Kiel, Deutschland

Transbasale Meningeome

H. Mewes, D.-K. Böker und W. Deinsberger

Neurochirurgische Klinik, Schädelbasis- und Orbitazentrum, JLU Gießen, Deutschland

Einleitung

Tumore der Frontobasis können einen intracraniellen Ursprung haben oder gehen von den angrenzenden Strukturen aus, hier vor allem von den Nasennebenhöhlen. Während bei den intracraniellen Raumforderungen vor allem basale Meningeome im Vordergrund stehen, so sind Tumore der Nasennebenhöhle häufiger maligne [1, 2]. Die operative Therapie von transbasal wachsenden Tumoren stellt an den Operateur hinsichtlich der Strategieplanung und der intraoperativen Technik eine Herausforderung dar. Der transbasale Zugang über eine bifrontale Kraniotomie erlaubt eine gute Darstellung des Tumors von proximal. Eine vollständige Resektion von Meningeomen ist in der Literatur bis zu den Ethmoidalzellen als möglich beschrieben worden. Nachteilig bei diesem Zugang ist die mögliche Schädigung des Frontallappens. Der transfaciale Zugang erlaubt eine gute Darstellung des Tumors von distal, eine vollständige Resektion bis über die Ethmoidalzellen ist möglich. Bei duraler Beteiligung ist eine vollständige Resektion nicht möglich. Bei sehr ausgedehnten Tumoren der vorderen Schädelbasis mit transbasalem Wachstum hat sich in der jüngsten Zeit der kombinierte, interdisziplinär erfolgende craniofaciale Zugang etabliert. Der Zugang erlaubt eine vollständige Darstellung der fronto-basalen wie auch der facialen Tumoranteile und somit eine komplette Resektion auch von infiltrativ wachsenden Tumoren. Nachteilig bei diesem Zugang ist, dass eine zusätzliche faciale Incision benötigt wird, er sehr zeitaufwändig ist und eine höhere Komplikationsrate besitzt. Vor allem intracranielle Infektionen treten deutlich öfter auf [3, 4, 5]. Auf diesem Hintergrund wollen wir unsere Erfahrung in der operativen Therapie von transbasal gewachsenen Meningeomen diskutieren.

Patienten und Methode

Im Zeitraum von 1997 bis 2002 wurden insgesamt 7 Patienten mit einem transbasal gewachsenen Tumor in unsererm Zentrum operiert. 4 Patienten hatten ein Olfactoriusmeningeom und 3 Patienten hatten einen malignen Nasennebenhöhlentumor. Von den 7 Patienten waren 4 Frauen und 3 Männer. Das Durchschnittsalter war 51 Jahre (40–61 Jahre). Bei 4 Patienten bestand praeoperaiv eine Störung des Geruchsempfindens, 3 Patienten hatten Visusstörungen, 2 Patienten zeigten ein Hirnorganisches Psychosyndrom und 1 Patient wurde mit verminderter Vigilanz aufgenommen. Die operative Therapie der Meningeome erfolgte über einen bicoronaren Hautschnitt und bifrontalen Kraniotomie als Zugang zur vorderen Schädelbasis. Die Resektion der Nasennebenhöhlentumore erfolgte gemeinsam mit den Kollegen der HNO-Klinik über einen kombinierten craniofacialen Zugang mit Darstellung der vorderen Schädelbasis und der Mittelgesichtsregion. Mannitol zur Relaxierung des Frontallappens wurde bei allen Patienten gegeben, die Anlage einer lumbalen Drainage erfolgte nicht bei allen Patienten routinemäßig.

Ergebnisse

Über den frontalen transbasalen Zugang konnten alle Meningeome komplett nach Simpson I und II reseziert werden. Über

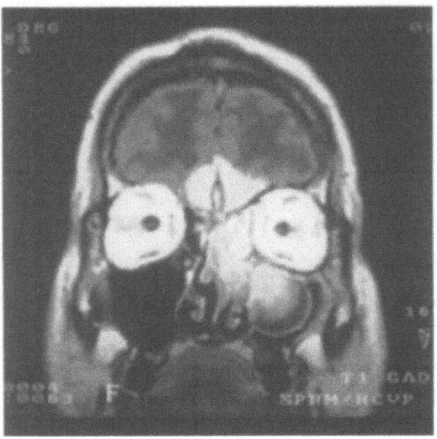

Abb. 1. Coronares T_1 gewichtetes MRT-Bild nach Gadoliniumgabe mit Darstellung eines großen transbasal gewachsenen Meningeoms

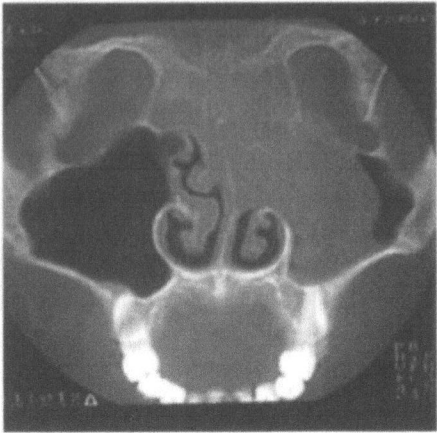

Abb. 2. Meningeom in den Nasennebenhöhlen im coronaren CCT

den kombinierten craniofacialen Zugang war eine Resektion der malignen Nasennebenhölentumore ebenfalls komplett möglich.

Eine perioperative Mortalität bestand nicht. Bei 1 Patientin mit einem malignen Karzinom der Nasennebenhöhle kam es nach ausgedehnter Resektion der Frontobasis zum Auftreten einer postoperativen Liquorfistel, die nach Anlage einer lumbalen Drainage und Revisionsoperation sistierte. Eine Besserung der Visusstörungen konnte bei 3 Patienten beobachtet werden, eine Besserung des Geruchsempfindens zeigte keiner der Patienten.

Beispiel

Das Beispiel zeigt einen 58 Jahre alten Patienten, der seit einem halben Jahr einen zunehmenden Verlust des Geruchsempfindens bemerkte. Zusätzlich fiel den Angehörigen eine Wesensveränderung mit Verlangsamung auf. Kernspintomographisch konnte dann ein großes Olfacto-

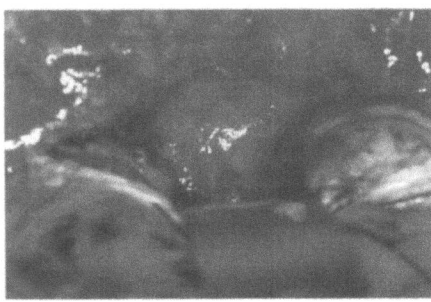

Abb. 3. Intraoperativer Situs mit der erhaltenen Schleimhaut der Nebenhöhlen nach Resektion des Tumors

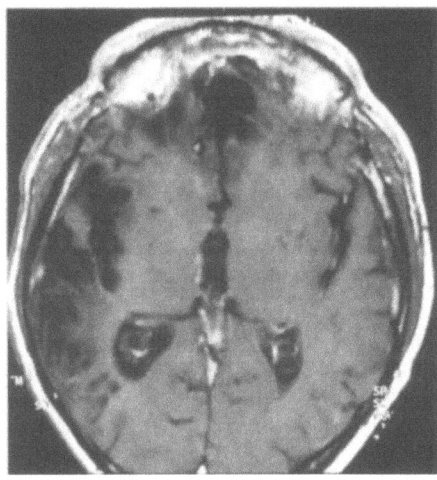

Abb. 4. MRT-Kontrolle nach 3 Monaten, wo sich die komplette Resektion des Tumors nachweisen lässt

riusmeningeom mit transbasalem Wachstum gesichert werden. Über einen bifrontalen transbasalen Zugang war eine komplette Resektion des Tumors nach Simpson II möglich. Die Wesensveränderung war im postoperativen Verlauf gebessert, die Störung des Geruchsempfindens zeigte keine Besserung.

Zusammenfassung

Nach unserer Erfahrung ist eine komplette Resektion von transbasal gewachsenen Meningeomen der Frontobasis ohne wesentliche Morbidität und Mortalität möglich. Ein zusätzlicher facialer Zugang ist somit nicht notwendig. Maligne Tumore der Frontobasis, insbesondere ausgehend von den Nasennebenhöhlen bedürfen immer eines interdisziplinären Therapieansatzes und einer kombinierten chirurgischen Therapie.

Literatur

1. Neubauer U, Fahlbusch R, Wigand ME, Weidenbecher M (1992) Malignant tumors of the anterior skull base. Neurosurg Rev 15 (3): 187-92
2. Maiuri F, Salzano FA, Motta S, Colella G, Sardo L (1998) Olfactory groove meningioma with paranasal sinus and nasal cavity extension: removal by combined subfrontal and nasal approach. J Craniomaxillofac Surg 26 (5): 314-7
3. George B, Clemenceau S, Cophignon J, Tran ba Huy P, Luboinski B, Mourier KL, Lot G (1991) Anterior skull base tumour. The choice between cranial and facial approaches, single and combined procedure. From a series of 78 cases. Acta Neurochir [Suppl] (Wien) 53: 7-13
4. Arita N, Mori S, Sano M, Hayakawa T, Nakao K, Kanai N, Mogami H (1989) Surgical treatment of tumors in the anterior skull base using the transbasal approach. Neurosurgery 24 (3): 379-84
5. Sekhar LN, Nanda A, Sen CN, Snyderman CN, Janecka IP (1992) The extended frontal approach to tumors of the anterior, middle and posterior skull base. J Neurosurg 77 (4): 655-7

Korrespondenz: Dr. H. Mewes, Neurochirurgische Klinik, Schädelbasis- und Orbitazentrum, Universität Gießen, Klinikstraße 29, 35385 Gießen, Deutschland, e-mail: Heiko.Mewes@neuro.med.uni-giessen.de

Neuropsychologische Befunde bei Patienten mit Olfaktoriusrinnenmeningeomen

K. Schmieder, P. Calabrese, Ch. Brenke, M. Engelhardt und A. Harders

Neurochirurgische Universitätsklinik, Knappschaftskrankenhaus, Bochum, Deutschland

Einleitung

Meningeome der Olfaktoriusrinne machen knapp 10% der intrakraniellen Meningeome des Erwachsenen aus [5]. Zu den häufigsten klinisch-neurologischen Veränderungen zählen neben Riech- und/oder Geschmacksstörungen und Krampfanfällen (z.B. 28,5% Fälle bei Yasargil [6]) vor allem die psychischen Veränderungen der betroffenen Patienten.

Der Frontallappen macht 20% des gesamten Neocortex aus und besteht aus drei funktionell separierbaren Regionen: motorische (Area 4), prämotorische (Area 6, 8) und präfrontale Region. Die bei einer Raumforderung ausgehend von der Olfaktoriusrinne durch eine Läsion geschädigten Areale des Frontallappens gehören einerseits zu dem sogenannten basolateralen limbischen Kreis (Amygdala, mediodorsaler Thalamus, area subcallosa), der unter anderem auch die emotionalen Aspekte eingehender Informationen (Lerninhalte)

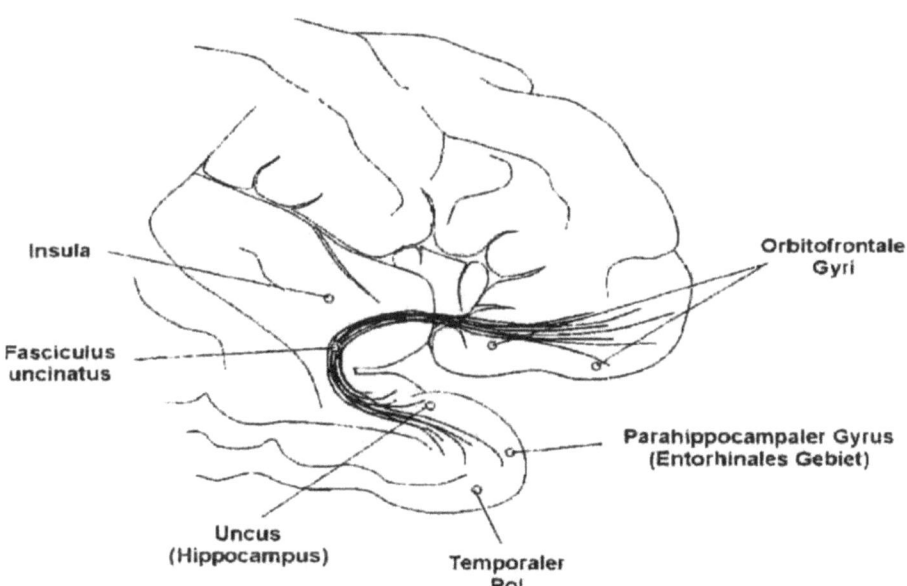

Abb. 1. Anteriore rechte Kortexhälfte mit für den Abruf von Episoden relevanten Hirnstrukturen

analysiert [4]. Andererseits können Läsionen der orbitofrontalen Gyri, die über den Faszikulus uncinatus mit temporomesialen Temporallappenanteilen verbunden sind, bei einer kombinierten Schädigung zu einer reinen Altgedächtnisstörung führen (Abb. 1). Inzwischen ist die modalitätsspezifische Hemisphärenrepräsentation der verschiedenen Gedächtnisfunktionen gut belegt. Während bei rechtshirnigen Schäden Ausfälle im episodischen (oder autobiografischen) Altgedächtnis zu erwarten sind, führen linkshirnige Läsionen zu Beeinträchtigungen des Wissenssystems bzw. des semantischen Altgedächtnisses [1, 2]. Mediale orbitofrontale Hirnareale sind darüber hinaus auch an der Bewertung von autobiografischen Gedächtnisinhalten in den Kategorien positiv/negativ beteiligt [3]. Dem dorsolateralen präfrontalen Cortex kommt eine Schlüsselfunktion für die Flexibilität und das Arbeitsgedächtnis zu während dorsale und rostrale Anteile des anterioren Cingulums insbesondere für Aufmerksamkeit und Fehlererkennung relevant sind (Abb. 2).

Das Ziel dieser Untersuchung war es, eine vergleichende neuropsychologische Testung bei Patienten mit einem Olfaktoriusrinnenmeningeom und gesunden freiwilligen Probanden durchzuführen, um mögliche Störungen der Lernfähigkeit und des Gedächtnisses zu dokumentieren.

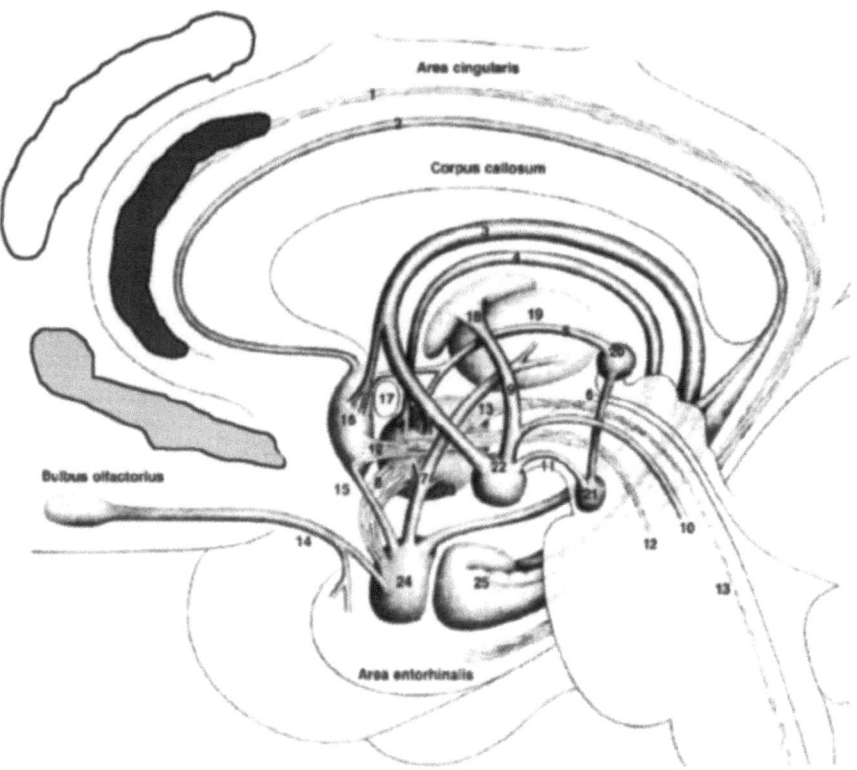

Abb. 2. Seitenansicht des Gehirns mit Darstellung des Balkens, des Cingulums und der angrenzenden Areale des Frontallappens mit den zugeordneten Funktionen. Weiß: Dorsolateraler präfrontaler Kortex – Flexibilität, Arbeitsgedächtnis; Dunkles Grau: Gyrus Cinguli – rostraler Anteil = emotionale Kontrolle; dorsaler Anteil = Aufmerksamkeit, Fehlererkennung; Helles Grau: Orbitofrontale Region – Entscheidungsfähigkeit, soziale Intelligenz

Material und Methode

Im Rahmen einer präoperativen Untersuchung wurde bei 12 Patienten (7 Frauen, 5 Männer, mittleres Alter = 49,6 Jahre) mit Olfaktoriusrinnenmeningeomen sowie bei 12 gesunden Freiwilligen (6 Frauen, 6 Männer; mittleres Alter = 52,2 Jahre) verschiedene kognitive Tests zur Erfassung von Aufmerksamkeits-, Flexibilitäts- und Gedächtnisaspekten durchgeführt. Die Bildungsjahre lagen in der Gruppe der Patienten bei 11,2 ± 2,2 Jahren und in der Gruppe der Probanden bei 12,6 ± 1,1 Jahren. Darüber hinaus wurde bei beiden Gruppen die verbal-intellektuelle, prämorbide Leistungsfähigkeit mit dem Mehrfachwahl Wortschatztest, Form B (MWT-B) erfasst. Hierbei muss die Testperson über 37 Zeilen in jeweils aus einer Fünferreihe bestehend aus 4 Pseudoworten und einem echten Wort das jeweilige echte Wort aus der Fünferreihe markieren. Der Trail-Making-Test, Form A (TMT/A) ist ein Test zur Erfassung des geistigen Tempos. Hierbei muss die Testperson eingekreiste Zahlen in natürlicher Reihenfolge miteinander verbinden. Die B-Form (TMT/B) dient der Erfassung der kognitiven Flexibilität im Sinne einer zeitgebundenen geistigen Umstellungsfähigkeit. Hierbei kommt es darauf an, zwei Reizqualitäten (Zahlen und Buchstaben) in alternierender Reihenfolge miteinander zu verbinden. Die Visuokonstruktion und das visuell-räumliche Gedächtnis wurden durch das zeitunbegrenzte freie Abzeichnen einer standardisierten, komplexen geometrischen Figur und der nachfolgenden freien Reproduktion ohne Vorlage aus dem Gedächtnis (30-minütige Verzögerung) getestet. Verschiedene Dimensionen der Aktiviertheit („Alertness") wurden mit der computerisierten Testbatterie zur Aufmerksamkeitsprüfung (TAP), getestet. Hierbei wird sowohl die allgemeine Reaktionsbereitschaft (tonische Alertness) als auch die Fähigkeit, in Erwartung eines Reizes das Aufmerksamkeitsniveau zu steigern und aufrechtzuerhalten (phasische Alertness), überprüft. Hierzu werden die Reaktionszeiten auf visuelle Stimuli (Drücken einer Reaktionstaste bei Erscheinen eines Kreuzes) entsprechend ohne oder mit einem akustischen Warnreiz gemessen. Die Merk- und Lernfähigkeit für verbales Material wurde mit dem Auditory Verbal Learning Test (AVLT) geprüft. Hierbei muss eine Wortliste durch fünfmalige Wiederholung gelernt und sowohl unmittelbar als auch nach einer zeitlichen Verzögerung ohne Hinweisreize nach jedem Durchgang frei wiedergegeben werden. Zudem wird mithilfe einer Distraktorliste (einmalige Vorgabe einer anderen Wortliste gleicher Länge nach dem fünften Durchgang) die Störanfälligkeit von Gedächtnisleistungen im Sinne proaktiver und retroaktiver Interferenz erfasst. Die Ergebnisse der beiden Gruppen wurden mit Hilfe des Softwarepakets SPSS 11 nach Prüfung auf Normalverteilung mittels t-Tests für unabhängige Stichproben auf statistische Signifikanz hin geprüft. Es wurde ein Signifikanzniveau von 5% angenommen.

Ergebnisse

Hinsichtlich der prämorbiden verbalen Intelligenz bestanden keine Unterschiede zwischen beiden Patientengruppen. Während die Unterschiede im Trail Making Test bezogen auf den Teil A (Zahlen verbinden, Tempoaspekt) nicht signifikant waren, waren die Ergebnisse der Patienten im Teil B (Zahlen und Buchstaben verbinden, Flexibilitätsaspekt) signifikant schlechter. Die räumlich visuelle Wahrnehmung war beim zeitunbegrenzten Abzeichnen ohne Unterschied zwischen den beiden Gruppen. Dagegen lagen die Ergebnisse der Kontrollprobanden bei der verzögerten Reproduktion der komplexen Figur signifikant über denjenigen der Patientengruppe. Insbesondere zeigten sich in der Wiedergabe der erinnerten Inhalte Hinweise auf eine Störung der strukturierten Speicherung von Gedächtnisinhalten. Während sich bei der tonischen Alertness keine Unterschiede zwischen den Gruppen zeigten, verlängerten sich die Reaktionslatenzen der Patienten bei Testung der phasischen Alertness. Das Ergebnis war statistisch signifikant. Im Auditory Verbal Learning Test war für beide Gruppen die Behaltensspanne im ersten Testdurchlauf vergleichbar. Allerdings war auch hier bei den weiteren Durchläufen kein Lernzuwachs bei den Patienten feststellbar. Zusätzlich dazu sorgte die eingeschobene Distraktorliste zu einer Abnahme der Reproduktionsleistung als Hinweis auf eine erhöhte Ablenkbarkeit. Die verzögerte Reproduktionsleistung war bei den Patienten hoch signifikant vermindert.

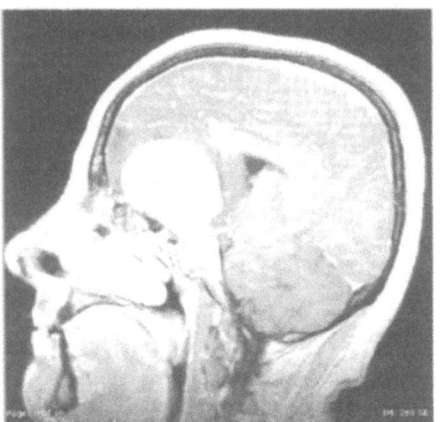

Abb. 3. MRT seitlich mit Nachweis eines großen Olfaktoriusrinnenmeningeoms mit Einstauchung des Balkens und Verlagerung des Cingulums

Diskussion

Die Auswahl der Testbatterie erfolgte in dieser Studie unter Berücksichtigung der zu erwartenden Störungen im Zusammenhang mit der direkten oder indirekten Affektion der unmittelbar an den Tumor angrenzenden Hirnareale des Frontallappens. Wenngleich die dadurch bedingten Veränderungen der Betroffenen im Alltagsleben nur schwer zu erfassen sind ließen sich verschiedene Dysfunktionen dennoch testpsychologisch gut nachweisen. Hierbei legt die Auswahl der Testverfahren sowie die vergleichsweise ähnliche Ausbildungsdauer der beiden Gruppen nahe, dass die gefundenen Differenzen nicht auf prämorbide intellektuelle Leistungsunterschiede zurückzuführen sind. Störungen der Area subcallosa und des Cingulums sind durch eine dorsale Verlagerung bzw. Anhebung der Region durch den darunter liegenden Tumor bedingt (Abb. 3). Diese Veränderungen führen auf Verhaltensebene zu einer herabgesetzten Aufmerksamkeitsfähigkeit und einer reduzierten Fehlererkennung. Testpsychologisch zeigt sich dies in einer signifikant reduzierten phasischen Alertness der Patienten. So führt der vor dem Erscheinen des Kreuzes gesendete Ton bei den Kontrollpersonen zu einer Verkürzung der Reaktionszeit, während die Patienten dadurch so irritiert und abgelenkt werden, dass sie verzögert reagieren. Bei einer Verlagerung oder Beeinträchtigung des dorsolateralen präfrontalen Kortex kommt es darüber hinaus zu Störungen der Flexibilität und des Arbeitsgedächtnisses. Auch dies ließ sich in der neuropsychologischen Testung bei den Patienten im Vergleich zum Normalkollektiv nachweisen. Die Patienten hatten sowohl in den Wortlistentests als auch bei der visuell räumlichen Merkfähigkeit signifikant reduzierte Leistungen in der verzögerten Reproduktion und zeigten auch so gut wie keinen Lerngewinn bei Wiederholungen.

Insbesondere Störungen der Lernfähigkeit und des Gedächtnisses sind bei Patienten mit Meningeomen der Olfaktoriusrinne nachweisbar. In wie weit diese Auffälligkeiten nach einer erfolgreichen Tumorentfernung im weiteren Verlauf reversibel sind, wird augenblicklich unsererseits überprüft. Dies ist eine interessante Fragestellung, da die frontalen Marklagerveränderungen, wie wir aus den Verlaufs-MRT-Untersuchungen wissen, persistieren.

Literatur

1. Calabrese P, Markowitsch HJ, Durwen HF, Widlitzek B, Haupts M, Holinka B, Gehlen W (1996) Right temporofrontal cortex as critical locus for old episodic memory. JNNP 61: 304-310
2. Markowitsch HJ, Calabrese P, Neufeld H, Gehlen W, Durwen HF (1999) Retrograde amnesia for famous events and faces after left frontotemporal brain damage. Cortex 35: 243-252
3. Markowitsch HJ, Vandekerckhove MMP, Lanfermann H, Russ MO (2003) Engagement of lateral and medial prefrontal areas in the ecphory of sad and happy autobiographical memories. Cortex 20: 132-138
4. Sarter M, Markowitsch HJ (1985) The involvement of the amygdala in learning and memory: a critical review with emphasis on anatomical relations. Behav Neurosci 99: 342-380

5. Yamashita J, Handa H, Iwaki K (1980) Recurrence of intracranial meningiomas, with spezial reference to radiotherapy. Surg Neurol 14: 33-40
6. Yasargil MG (1996) Microneurosurgery, vol IV B, p 156

Korrespondenz: Dr. K. Schmieder, Neurochirurgische Universitätsklinik, Knappschaftskrankenhaus, In der Schornau 23–25, 44892 Bochum, Deutschland

Management von Tuberculum sellae Meningeomen: Beteiligung des Optikuskanals und visuelles Outcome

U. Schick und W. Hassler

Neurochirurgische Klinik, Wedau Kliniken, Duisburg, Deutschland

Einleitung

40% aller intracranieller Meningeome sind an der vorderen Schädelbasis lokalisiert. Der Anteil der Tuberculum sellae Meningeome beträgt 25%. Frauen sind 3× häufiger betroffen. Diese Meningeome werden in der 4. oder 5. Dekade symptomatisch. Sie nehmen ihren Ursprung vom Tuberculum sellae, chiasmatischen Sulcus, Limbus sphenoidale und vom Diaphragma sellae. Eine Ausdehnung in den Optikuskanal kommt häufig vor, wird aber in der Literatur meist unterschätzt.

Methodik

Retrospektiv wurden 53 Patienten (40 w, 13 m) in einem Zeitraum von 1991 bis 2002 untersucht. Das Durchschnittsalter lag bei 52.64 ± 13.57 Jahren (27–78 Jahre). Vom Tuberculum sellae ausgehend, fand sich in 16 Fällen eine weitere Ausdehnung nach hinten zum Diaphragma sellae, in 29 Fällen nach vorne in Richtung Planum sphenoidale und in 19 Fällen zum vorderen Clinoidfortsatz. Die Nachbeobachtungszeit lag zwischen 6 und 108 Monaten (Mittelwert 29,9 Monate).

Op-Technik

Alle Operationen wurden über einen pterionalen Zugang durchgeführt. Der schlechtere Visus bestimmte die Zugangsseite. Bei einer beidseitigen Beteiligung wurde der rechtsseitige Zugang bevorzugt. Die Sylvische Fissur wird routinemäßig miteröffnet und das M1 Segment dargestellt (Abb. 1, Schritt 1). Danach wird die ACI freigelegt (Schritt 2), die zum ipsilateralen N. opticus (Schritt 3) führt. Dieser kann vom Tumor überdeckt sein. Die vordere Tumorkapsel wird eröffnet und die Blutzufuhr durch Anheben des Tumors und Koagulation der Feeder unterbrochen (Schritt 4), bis der ipsilaterale N. opticus zu sehen ist. Dann erfolgt die weitere Tumorverkleinerung bis der contralaterale N. opticus erscheint (Schritt 5). Erst danach wird der medial des ipsilateralen N. opticus liegende Tumoranteil von der Schädelbasis entfernt (Schritt 6). Die Dissektion des Tumors vom N. opticus erfolgt innerhalb der arachnoidalen Schicht (Schritt 7). Nach Unterbrechung der basalen Blutzufuhr wird der Tumor weich und kann leicht von der Arachnoidea des Gyrus rectus, der A1 oder A. comm. ant. abgelöst werden (Schritt 8). Zuletzt wird der Tumor vom Chiasma gelöst und entfernt (Schritt 9). Besonders wichtig ist der Erhalt der Blutversorgung des N. opticus und Chiasmas. Die kleinen Gefäße zwischen Carotis und N. opticus müssen unversehrt in ihrer arachnoidalen Schicht bleiben. Im Falle einer ausgeprägten Hyperostose des Planum sphenoidale wird dort die basale Dura ausgeschnitten und die Hyperostose abgefräst. Falls Tumor in den Optikuskanal zieht, muss dieser eröffnet werden. Die ersten 3–5 mm sind fibrös und können mit

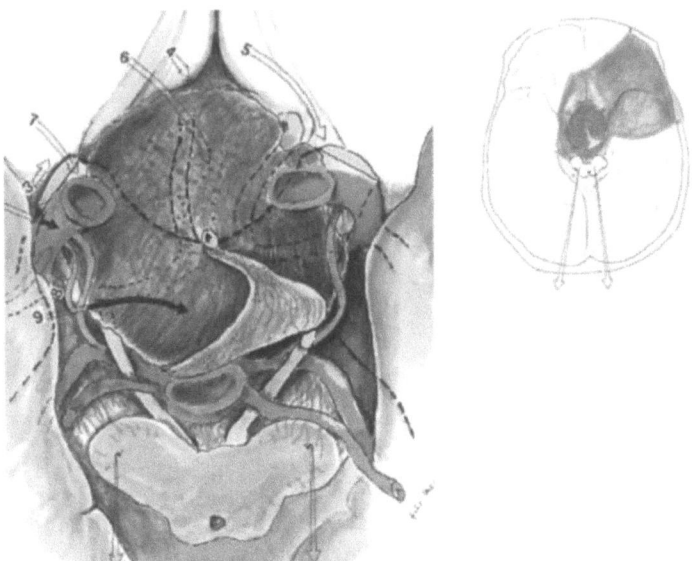

Abb. 1. Pathoanatomische Zeichnung von Prof. Seeger (pterionaler Zugang, Sicht von unten)

einem Diamantmesser leicht eröffnet werden. Falls der Tumor weiter in den Kanal zieht, muss der Kanal knöchern mittels Fräse entdacht werden.

Ergebnisse

Bei Aufnahme zeigten 7 Patienten einen normalen Visus, 17 Patienten einen guten Visus ≥0,5, 13 Patienten einen mäßigen Visus <0,5->0,1 und 15 Patienten einen schlechten Visus ≤0,1. 36 Patienten wurden über einem rechtsseitigen, 17 über einen linksseitigen pterionalen Zugang operiert. Eine Beteiligung des Optikuskanals lag bei 37 Fällen vor, in 3 Fällen sogar beidseitig. In 21 Fällen reichte eine Eröffnung der duralen Scheide zur Tumorentfernung aus, in 16 Fällen wurde der Kanal auch knöchern entdacht. Eine vollständige Tumorresektion wurde bei 48 Patienten erreicht. Die durchschnittliche Tumorgröße lag bei 2,6 cm (1–5 cm). Das Sehen verbesserte sich bei 28 Patienten,

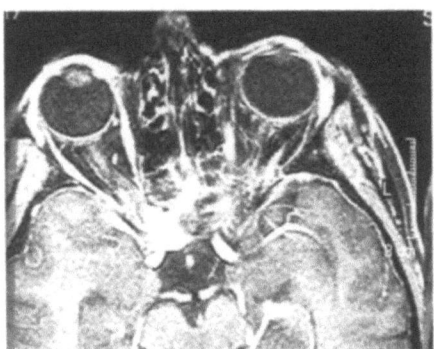
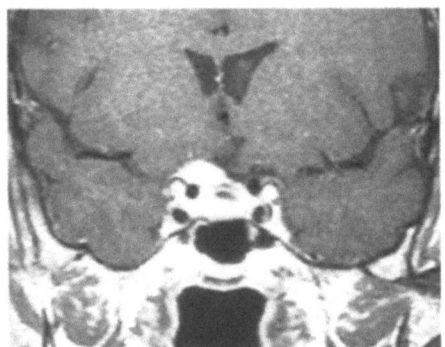

Abb. 2. Beispiel einer Optikuskanalbeteiligung

blieb unverändert bei 14 Patienten und verschlechterte sich bei 9 Patienten. Die präoperative Sehschärfe und postoperative Erholung wurde mit längerer Anamnesedauer und höherem Alter schlechter. Ein weiterer negativer Prädiktor war das Ausmaß der Ausdehnung im Optikuskanal. Die Tumorgröße selbst zeigte keinen Einfluss auf den Visus und dessen Erholung. Rezidive fanden sich in 2 Fällen 21 und 69 Monate nach der Operation. Zwei Patienten verstarben an Tumor-unabhängigen Erkrankungen. Ansonsten mussten 1 EDH, 2 SDH und eine Liquorfistel operativ nachversorgt werden. Endokrine Störungen wurden in 4 Fällen beobachtet, wovon 1 Patient mit zentralem Cushing 3 Monate später ein rein intrasellläres Hypophysenadenom aufwies.

Schlussfolgerungen

Ziele der Operation sind 1. Tumorkontrolle, 2. minimale Morbidität, 3. Visusverbesserung. Bei der Mehrzahl der Patienten mit Tuberculum sellae Meningeomen kann eine komplette Entfernung über einen pterionalen Zugang mit nur geringen Komplikationen erreicht werden. Da die Symptomdauer die Erholung des Visus negativ beeinflusst, sollte die Diagnose möglichst früh gestellt werden und in einer Operation resultieren. Eine Tumorausdehnung in den Optikuskanal ist häufig und erfordert eine Entdachung desselben. Eine unzureichende Entfernung im Kanal kann Ursache einer ausbleibenden Visusverbesserung sein.

Literatur

1. Fahlbusch R, Schott W (2002) Pterional surgery of meningiomas of the tuberculum sellae and planum sphenoidale: surgical results with special consideration of ophthalmological and endocrinological outcomes. J Neurosurg 96: 235-243
2. Ohta K, Yasuo K, Morikawa M, Nagashima T, Tamaki N (2001) Treatment of tuberculum sellae meningiomas: a long-term follow-up study. J Clin Neurosci 8: 26-31
3. Raco A, Bristot R, Domenicucci M, Cantore G (1999) Meningiomas of the tuberculum sellae. Our experience in 69 cases surgically treated between 1973 and 1993. J Neurosurg Sci 43: 253-260
4. Zevgaridis D, Medele RJ, Muller A, Hischa AC, Steiger HJ (2001) Meningiomas of the sellar region presenting with visual impairment: impact of various prognostic factors on surgical outcome in 62 patients. Acta Neurochir (Wien) 143: 471-176

Korrespondenz: Dr. med. U. Schick, Neurochirurgische Klinik, Wedau Kliniken, Zu den Rehwiesen 9, 47055 Duisburg, Deutschland, e-mail: uta_schick@web.de

Fibröse Dysplasien, Angiofibrome

Die fibröse Dysplasie – Diagnostik und Therapie

A. Gurr[1], H. Sudhoff[1], H. Hildmann[1] und S. Dazert[2]

[1] Klinik für Hals-, Nasen-, Ohrenheilkunde, Kopf- und Halschirurgie, Ruhr-Universität Bochum und
[2] Klinik und Poliklinik für Hals-, Nasen- und Ohrenheilkunde, Universitätsklinikum Essen, Deutschland

Einleitung

Die fibröse Dysplasie ist eine Erkrankung des Knochenumbaus, die insbesondere auch die Schädelbasis befallen kann. Sie ist u.a. durch eine langsame Progredienz mit selbst limitierendem Charakter gekennzeichnet. Die Patienten leiden im Verlauf der Erkrankung häufig unter kosmetischen Deformitäten, funktionellen Einschränkungen der Hirnnerven, der Muskulatur oder der Nasenatmung sowie unter daraus resultierenden Schmerzen. Aus dieser Symptomatik ergeben sich besondere Erfordernisse für die Therapie der fibrösen Dysplasie der Schädelbasis.

Die Diagnosestellung ist meist durch die Klinik zu stellen. Die Patienten weisen tumoröse Veränderungen der Knochenstrukturen auf, die von gesunder Haut oder Schleimhaut bedeckt sind. Ein wichtiges diagnostisches Mittel ist die Computertomographie (CT), die meist charakteristische Befunde aufweist. Typischerweise findet sich eine massive Volumenvermehrung des befallenen Knochens mit teils kalzifizierten, teils aufgelockerten Knochenstrukturen. Das CT ist für die weitere Planung der meist interdisziplinären Therapie von außerordentlicher Bedeutung und hilft, die Symptome des Patienten anatomisch-pathologischen Korrelaten zuzuordnen. Letztendlich aber ist die Diagnosestellung nur durch die histologische Untersuchung zu stellen.

Therapiekonzepte

Ziel der Therapie der fibrösen Dysplasie sollte der Erhalt der Lebensqualität des Betroffenen sein. Es stehen dabei mehrere Optionen zur Verfügung, die auch miteinander kombiniert werden können. Zum einen besteht die Möglichkeit einer rein konservativen Therapie, die versucht, die Beschwerden des Patienten vor allem medikamentös zu lindern. Ein weiteres wichtiges Element sind die Verlaufskontrollen, bestehend aus klinischer und radiologischer Untersuchung. Dieses konservative Konzept kann beibehalten werden, solange die Phase der Selbstlimitierung nicht überschritten wird.

Bei Progredienz der Erkrankung bestehen weitere Therapiemöglichkeiten in der chirurgischen Intervention. Hier wird zwischen dem radikalen und dem palliativen chirurgischen Konzept unterschieden. Die radikal-chirurgische Option versucht die Veränderung in toto zu resezieren, um eine weitere Progression zu verhindern. Erkauft wird dies meist mit funktionellen Einbußen, die die Lebensqualität des Patienten einschränken können. Die zweite chirurgische Alternative versucht als palliatives Konzept die Beschwerden des Patienten zu mindern und dabei möglichst funktionserhaltend zu arbeiten. Letztendlich ist es auch Ziel dieses Konzeptes, die Phase der Selbstlimitierung mit möglichst guter Lebensqualität zu erreichen.

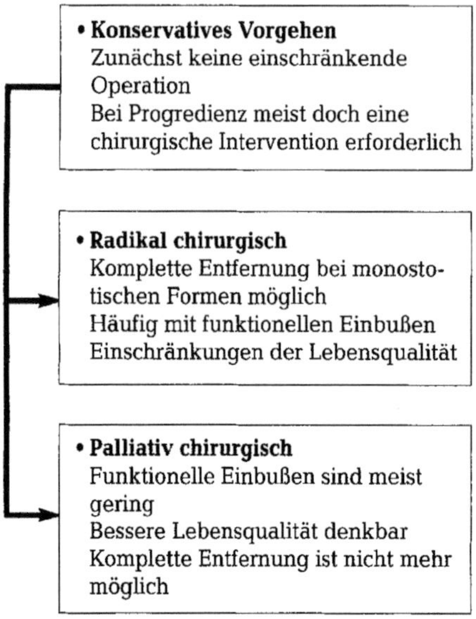

- **Konservatives Vorgehen**
  Zunächst keine einschränkende Operation
  Bei Progredienz meist doch eine chirurgische Intervention erforderlich

- **Radikal chirurgisch**
  Komplette Entfernung bei monostotischen Formen möglich
  Häufig mit funktionellen Einbußen
  Einschränkungen der Lebensqualität

- **Palliativ chirurgisch**
  Funktionelle Einbußen sind meist gering
  Bessere Lebensqualität denkbar
  Komplette Entfernung ist nicht mehr möglich

Abb. 1

Fallbeispiele

An der HNO-Klinik der Ruhr-Universität Bochum zeigten sich im Zeitraum der letzten zehn Jahre insgesamt 6 Fälle mit fibröser Dysplasie, die eine chirurgische Intervention erforderlich machten. Es handelte sich dabei um drei Frauen und drei Männer. In vier der sechs Fälle wiesen die Patienten einen Befall der Nase und der Nasennebenhöhlen auf. In einem Fall fand sich eine Manifestation sowohl des Felsenbeins als auch des Siebbeins, in einem weiteren ein isolierter Felsenbeinbefall.

Zwei dieser Fälle konnten über einen langjährigen Verlauf beobachtet werden.

Fallbeispiel 1

Der erste Fall mit Langzeitbeobachtung ist ein 1950 geborener Mann. Er stellte sich erstmalig im Jahr 1991 in unserer Klinik vor.

Symptome

Der Patient litt bei der ersten Vorstellung an einer rezidivierenden, fötiden Otorrhoe mit einer ausgeprägten Schallleitungsschwerhörigkeit des rechten Ohres. Gleichzeitig beklagte er eine massive Nasenatmungsbehinderung, rezidivierende Cephalgien und Sinusitiden mit Betonung der rechten Seite. Bei der Aufnahmeuntersuchung zeigte sich eine tumoröse, mit Schleimhaut überzogene Raumforderung der Nase und eine ausgeprägte Gehörgangsstenose.

Diagnostik

Die Verdachtsdiagnose einer fribrösen Dysplasie wurde zunächst klinisch gestellt und durch eine CT der Schädelbasis verifiziert (Abb. 3).

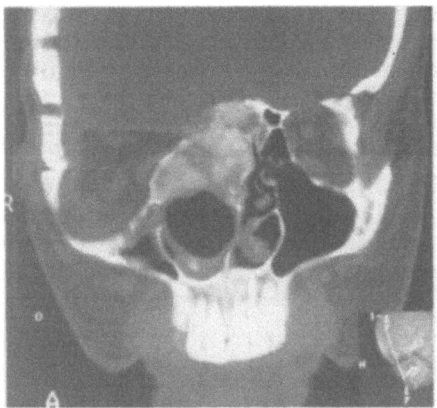

Abb. 2. Fibröse Dysplasie der Nasenhaupthöhle und des Siebbeins

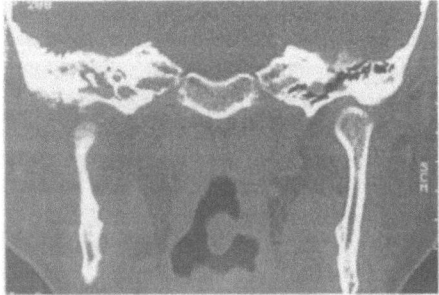

Abb. 3. CT einer fibrösen Dysplasie des Felsenbeins

Therapie

Aufgrund des ausgedehnten Befundes wurde der Patient nach dem palliativ-chirurgischen Konzept behandelt. Es erfolgte zunächst eine Gehörgangsplastik, die in eine offene Mastoidhöhle erweitert werden musste. Intraoperativ zeigte sich eine massive Gehörgangsstenose mit völliger Deformierung des Gehörgangs bis zur Trommelfellebene. Die fötide Otorrhoe wurde durch ein Cholesteatom hinter der Stenose als Folge der Belüftungsstörung verursacht.

Endonasal wurden der hyperplastische Knochen weitgehend abgetragen. In der Nasenhaupthöhle zeigte sich eine völlige Verlegung durch den Prozess mit Betonung des rechten Siebbeins und der mittleren Muschel.

Tabellarischer Verlauf der Erkrankung

- 1991 Erstdiagnose und chirurgische Therapie,
- 1997 der Patient zeigt ein Cholesteatomrezidiv. Die Dysplasie ist ohne Größenzunahme.
- 2000 Das Kontroll-CT zeigt eine nur geringe Progredienz.
- 2003 ebenfalls Beschwerdefreiheit.

Insgesamt ist der Patient heute, nach einem Zeitraum von 12 Jahren, weiterhin beschwerdefrei.

Fälle mit kurzer Beobachtungszeit

Vier der Patienten mit fibröser Dysplasie der Schädelbasis im genannten Untersuchungszeitraum stellten sich erstmals in den Jahren 1999 und 2000 vor. Einer dieser Fälle zeigte einen isolierten Befall des Felsenbeins, bei den weiteren Patienten fanden sich Manifestationen der Nase und der Nasennebenhöhlen. Entsprechend ist auch der Symptomenkomplex der Patienten zuzuordnen. Hier standen vor allem die Schallleitungsschwerhörigkeit im Falle des Felsenbeinbefalls und die Nasenatmungsbehinderung in den anderen Fällen im Vordergrund. Ein Patient mit fibröser Dysplasie der Nasennebenhöhlen wies eine Visusminderung durch Optikuskompression auf.

Alle diese Patienten wurden ebenfalls nach dem palliativ-chirurgischem Konzept behandelt. Die chirurgischen Maßnahmen mussten zum Teil interdisziplinär neurochirurgisch/HNO-chirurgisch erfolgen. Postoperativ zeigten die Patienten keine wesentliche Einschränkung der Lebensqualität.

Die Verlaufskontrollen der genannten Patienten bis ins Jahr 2003 ergaben keine deutliche Progredienz und eine weitgehende Beschwerdefreiheit.

Schlussfolgerung

Die Therapie der fibrösen Dysplasie setzt sich aus konservativen und chirurgischen Maßnahmen zusammen. Die primär kurativ-chirurgische Therapie ist bei kleinen Befunden indiziert, wenn keine erheblichen postoperativen Einschränkungen der Lebensqualität zu erwarten sind. Bedingt durch den selbst limitierenden Charakter kann aber eine Chirurgie mit palliativem Ansatz auch bei langjährigen Verläufen eine sinnvolle Option sein. Insbesondere bei großen Raumforderungen ist auf eine funktionserhaltende Therapie zu achten. Die Indikation für diese Vorgehensweise ist eine beginnende und progrediente Funktionseinschränkung gleich welcher Art. Die Therpieplanung sollte immer interdisziplinär erfolgen. Eine rein konservative Therapie kann bei Patienten mit hohem Lebensalter und reduziertem Allgemeinzustand eine Option sein.

Literatur

1. Alawi F (2002) Benign fibro-osseous diseases of the maxillofacial bones. A review and differential diagnosis. Am J Clin Pathol 118 [Suppl]: 50-70
2. Ozbek C, Aygenc E, Fidan F, Tuna EU, Ozdem C (2003) Fibrous dysplasia of the temporal bone. Ann Otol Rhinol Laryngol 112 (7): 654-6
3. Gupta A, Mehta VS, Sarkar C (2003) Large cystic fibrous dysplasia of the temporal bone:

case report and review of literature. J Clin Neurosci 10 (3): 364-7
4. Fechner R (2001) Tumors of the bones and joints. In: AFIP-Atlas of tumor pathology

Korrespondenz: Dr. med. A. Gurr, HNO-Klinik, Ruhr-Universität, Bleichstraße 15, 44787 Bochum, Deutschland,
e-mail: andre.gurr@web.de

Fibröse Dysplasie der zentralen Schädelbasis im Kindesalter

A. Jödicke[1], L. D. Berthold[2], W. Scharbrodt[1], I. Schroth[1] und D.-K. Böker[1]

[1] Neurochirurgische Klinik und
[2] Abteilung für Kinderradiologie, Universitätsklinikum Gießen, Gießen, Deutschland

Die fibröse Dysplasie (FD) der Schädelbasis ist eine seltene, lokal expansive, primär benigne Erkrankung des Knochens und gekennzeichnet durch den Ersatz von Knochen/-mark durch fibro-ossäres Gewebe. Sie wird hervorgerufen durch eine nicht hereditäre, aktivierende Mutation des GNAS1-Gens, die als postzygotische somatische Mutation Zellen aller drei Keimblätter betrifft und so zu einer sehr variablen Phänotypisierung führen kann [15]. Als Ausdruck der kongenitalen Erkrankung interessieren in dieser Darstellung die die Schädelbasis betreffenden Manifestationen im Kindesalter.

Die klinische Manifestation im frühen Kindesalter im kraniofazialen Bereich wird überwiegend durch *polyostotische* Formen (Varianten des McCune-Albright Syndroms) bedingt. Hierbei liegt neben der meist sehr ausgedehnten knöchernen Manifestation an der Schädelbasis auch eine kutane (Café-au-lait) und endokrinologische (Pubertas präcox, Hyperthyreose, STH-Anstieg) Manifestation vor. Im Unterschied hierzu manifestiert sich die umschriebene FD als *monostotische* Form im zeitlichen Verlauf meist später.

Beiden Formen gemeinsam ist die Manifestation der Erkrankung im Bereich der Schädelbasis durch
- Schmerzen (Kopf-, Orbita- oder Gesichtsschmerz)
- progredientes, selten akutes neurologisches Defizit im Bereich der Hirnnerven
- Proptosis
- Bildgebung aus anderer Ursache (Zufallsbefund)

Bei der hier thematisierten reinen, nur auf die Schädelbasis begrenzten Form der FD, bleiben Konturveränderungen des Gesichts- oder Hirnschädels im Wesentlichen aus.

Zeitpunkt, Art und Umfang der erforderlichen Therapie müssen sich an den Risiken des natürlichen Verlaufs der Erkrankung messen [8]. Polyostotische Manifestationen sind häufig aggressiv in der Progression, insbesondere bei zusätzlich bestehender Endokrinopathie. Die Therapie besteht in einer
- adäquaten Schmerztherapie (nach WHO-Stufenschema)
- Behandlung einer bestehenden Endokrinopathie
- operativen Dekompression der symptomatisch (!) komprimierten neuralen Strukturen (bei Aussicht auf Funktionserhalt abh. von der Restfunktion)
- ggf. zusätzlichen medikamentösen Therapie mit Bisphosphonaten [7] (derzeit ohne Nachweis eines Nutzens bei kraniofazialer FD)

Insbesondere bei der monostotischen Manifestation an der zentralen Schädelbasis ist der Spontanverlauf schwierig einzuschätzen. Es handelt sich häufig um Zufallsbefunde (Sinusitis-Abklärung, Kopfschmerz-Diagnostik). Entscheidend ist der primäre klinisch-neurologisch-ophthalmologische Status und die klinische Progression. Diese kann im Rahmen der Adoleszenz oder einer Gravidität eintreten, so dass zu diesen Zeitphasen unbedingt eine enge klinische Verlaufskontrolle (Hirnnervenfunktionen, Ophthalmologie) erforderlich ist. Ein wesentliches Risiko für eine Progression stellen auch hier endokrinologische Überfunktionen (Thyreotoxikose, Hyperparathyreoidismus, Hypercortisolismus, STH-Überfunktion) dar, die ausgeschlossen bzw. primär therapiert werden müssen.

Trotz ggf. nur langsamer Progression tritt keine Inaktivität der FD im Erwachsenenalter auf, so dass die klinische Überwachung auch über die Adoleszenz hinweg fortgesetzt werden sollte. Eine sarkomatöse Malignisierung tritt sehr selten ein (0,05–1%), das Risiko ist jedoch nach Strahlentherapie deutlich erhöht.

Operative Indikationen für die FD der Schädelbasis (N. opticus)

Der Erhalt der neurologischen Funktion bedingt die operative Indikation an der Schädelbasis. Zusätzlich kann eine sphenoidale FD über eine Proptose symptomatisch werden, die dekomprimiert werden kann.

Bei etwa der Hälfte der Patienten mit craniofazialer FD ist das Keilbein betroffen, bei einem Viertel der Canalis n. optici verengt [2]. Allerdings korreliert der radiologische Nachweis einer Verengung des Canalis n. optici *nicht* mit der Funktion des Nerven [8]. Die Rate der klinischen Beeinträchtigung des N. opticus variiert sehr und liegt in 12% (Querschnittstudie [8]) – 80% [2, 8, 13] der Patienten vor, wobei höhere Prozentzahlen sicherlich einem selektierten Kollektiv entsprechen. Ursachen für eine Visusverschlechterung sind vielfältig und bestehen aus aneurysmatischen Knochenzysten oder Mucocelen mit akuter Opticus- oder Bulbuskompression bzw. aus einer sphenoidalen Proliferation der FD mit chronischem Druck des N. opticus im Kanal (Ala minor) oder des Bulbus mit Elongation des N. opticus (Ala major) [9, 16]. Dabei wird eine Funktionsverschlechterung überwiegend bei polyostotischen Formen und Kombination mit einer unzureichend therapierten Endokrinopathie oder akute zystische Raumforderungen am Canalis n. optici bedingt [8, 9].

Folgende Indikation zur operativen Dekompression des N. opticus ist in der Literatur einheitlich akzeptiert, da sie sich ausschließlich an der klinischen Symptomatik orientiert:
– Absolute Indikation
  • Progressive Visusminderung
  • Kurzzeitiger Visusverlust (< 1 Woche)

Neue oder progrediente Defekte des *Gesichtsfeldes* oder des *Farbsehens*, die ein sehr sensitives Verfahren in der ophthalmologischen Kontrolle des N. opticus darstellen [11], werden von den meisten Autoren als ausreichend valide, frühe Parameter einer inzipienten Opticusschädigung mit Funktionsverlust akzeptiert, die eine operative Therapie indizieren.

Umstritten sind Indikationen zur prophylaktischen Dekompression [8]. Aufgrund nicht kontrollierter, chirurgischer Fallstudien werden folgende, zusätzliche Indikationen gesehen [2, 4]:
– Relative Indikation (prophylaktische Dekompression)
  • Kinder/Jugendliche ohne Visusdefizit, radiologisch nachgewiesene Progression der FD
  • Kinder/Jugendliche ohne Visusdefizit und Einengung des Foramen opticum (*potenzielle* Progression)
  • Mädchen ohne Visusdefizit mit Einengung des Foramen opticum und zyklusabhängigen Cephalgien
  • Langzeitiger Visusverlust (> 1 Woche)

Resorptive Verläufe der FD mit zystischer Degeneration und akutem Visusverlust bedingen die o.g. Indikationen, da eine akute Cortison-Therapie nach Visusverlust zwar die Visusfunktion verbessern kann [1, 16], aber ein permanentes Visusdefizit oder ein Visusverlust trotz Cortison und akuter Dekompression häufig beschrieben ist. Zyklusabhängige Cephalgien werden z.T. als Indikator einer hormonabhängigen Progression der FD gewertet und so als Risiko für eine akute Visusverschlechterung eingestuft*.

Operatives Risiko und Ergebnis

Iatrogene Opticusschädigung bei Dekompressionsoperationen bei FD sind aus Einzelfall-Beschreibungen bekannt [2, 3, 5, 9–12]. Das operative Risiko der iatrogenen Optikusschädigung bei *prophylaktischer* Dekompression liegt sicher deutlich unter 10% (0% bei Studien mit Fallzahlen unter 10 Patienten [2, 10, 11]).

Bei *therapeutischer* Dekompression (d.h. bei vorbestehender Visusbeeinträchtigung) beträgt die Rate der Funktionsbesserung bei 33%, des Funktionserhalts ohne zusätzliche Besserung bei 66%, und der Verschlechterung bei 0–33% nach operativer Dekompression [2, 3, 10] (große Schwankungen der Angaben aufgrund kleiner Fallzahlen).

Operationstechnik und -ausdehnung

Bei der reinen Dekompression des N. opticus stellen transethmoidal-transsphenoidale Zugänge eine ggf. zu bevorzugende Alternative zum transkraniell-transorbitalen Zugang dar. Hierbei sind endoskopische Techniken, abhängig von der individuellen Anatomie der Pneumatisation der Nasennebenhöhlen und dem Alter des Kindes, anwendbar [6].

Rezidivneigung und das, wenn auch geringe, Risiko der malignen Transformierung der FD unterstützen das Ziel einer maximierten Resektion der FD, insbesondere bei umschriebenen, monostotischen Formen. Knöcherne Rekonstruktionen im Kindes- und Jugendalter sollten auf autologen Knochen (split graft) zurückgreifen. Die Reimplantation eines resezierten und geformten Abschnittes der FD scheint durch Wachstumsstillstand dieses Segments beim sich entwickelnden Schädel nicht von Vorteil zu sein [14].

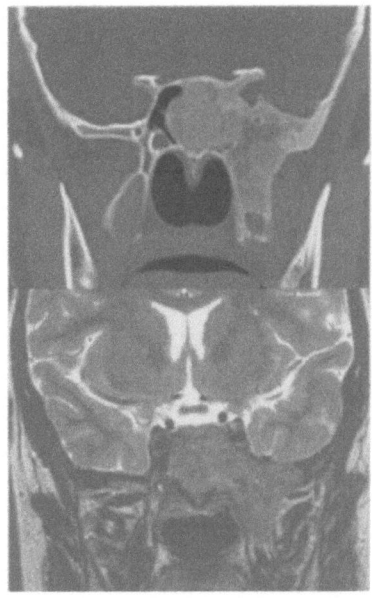

Abb. 1. CT und MRT (T2w) einer klinisch asymptomatischen FD der zentralen Schädelbasis (Fall 1). Typisch ist der an der Schädelbasis am häufigsten angetroffene „Milchglasaspekt" in der CT. In der MRT eher niedrige Signalintensität durch die Sklerosierung

Hierbei hat der neurologische Funktionserhalt höchste Priorität. Navigationsverfahren können hierbei die intraoperative Orientierung, insbesondere bei intraläsionellem Vorgehen, verbessern.

Anhand von zwei Fällen wird das aktuelle Differentialtherapie-Konzept der Schädelbasis-FD diskutiert.

Fall 1

Im Rahmen einer Osteomyelitis-Diagnostik fiel bei einem 13-jährigen Mädchen eine szintigraphische Aktivität der linken zentralen Schädelbasis (Os sphenoidale) auf. CT und MRT (Abb. 1) zeigten eine für die FD zutreffende Befundkonstellation einer monostotischen FD. Es lag eine diskrete Einengung des Canalis nervi optici sowie

---

* Yu-Ray Chen; Chang Gung Memorial Hospital, Taipei; persönliche Mitteilung

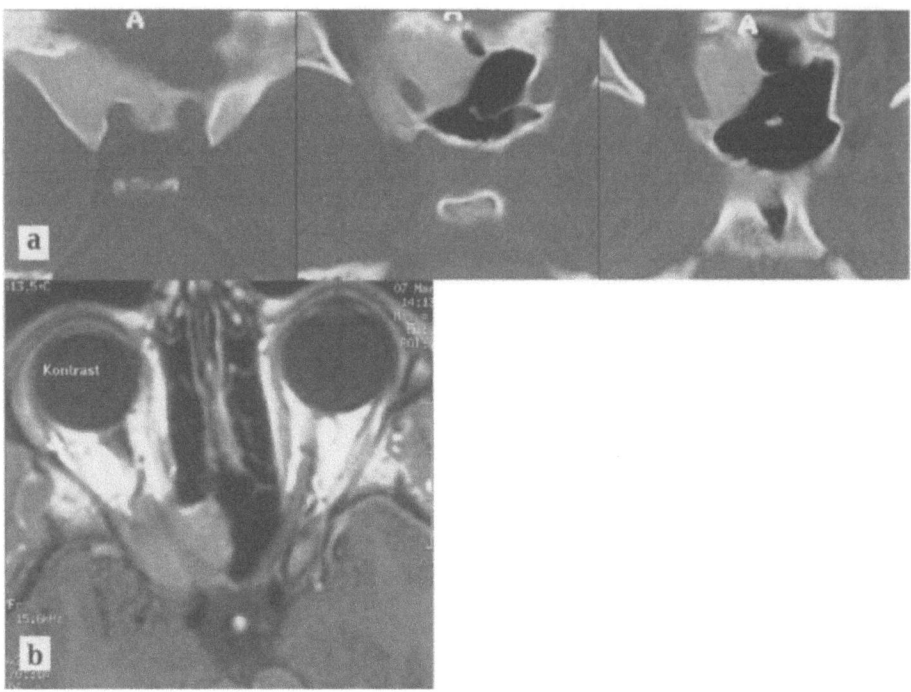

Abb. 2. CT (a) und MRT (T1 mit Gd; b) einer medialen sphenoidalen FD (Fall 2). Mäßiges KM-Enhancement bei dichter Sklerose

des For. rotundum und ovale vor. Bei vorbestehender Schielamblyopie links war der bekannte Visus (0,8 rechts, 0,6 links) unverändert, Farbsehen, Gesichtsfelder und Fundus zeigten normale Befunde. Der übrige neurologische Status war unauffällig, es bestand kein Exophthalmus.

Bei Zufallsbefund ohne klinische Symptomatik erfolgt eine engmaschige Kontrolle (vierteljährliche ophthalmologische Kontrolle einschließlich Visusprüfung, computer-basierter Gesichtsfeld-Prüfung, Farbseh-Prüfung, Funduskopie; halb- bis jährliche radiologische MRT-Kontrolle). Es besteht keine Indikation zur bioptischen Sicherung der Läsion bei typischer Bildgebung. Eine medikamentöse Therapie ist nicht erforderlich. Interventionskriterien sind ophthalmologische Befundverschlechterung, zystisch-resorptive Transformation oder Größenprogredienz der FD, Mucocelenbildung oder spezifische Kopfschmerzsymptomatik.

Fall 2

Eine CT-Untersuchung des Schädels bei rezidivierenden Otitiden wies eine monostosische FD des medialen Keilbeinflügels rechts mit Einengung des Canalis n. optici bei einem 13-jährigen Mädchen nach (Abb. 2a, MRT: Abb. 2b). Der ophthalmologische Status ergab eine monokulare partiale Farbentsättigung des rechten Auges bei normalem Visus und freiem Gesichtsfeld. Die Läsion erschien komplett resektabel. In Abwägung der Risiken erfolgte eine vollständige transkraniell-extradurale Resektion der FD (Abb. 3) mit Optikusdekompression. Der N. opticus wurde unter Anwendung niedertouriger Diamantfräsen intraläsionell dargestellt. Die fibrös umgebaute Corticalis des Kanals wurde zum Schutz des Nerven zunächst belassen. Nachfolgend wurde die gesamte FD einschließlich des anterioren Clinoidfortsatzes extradural entfernt, die sphenoidale Mu-

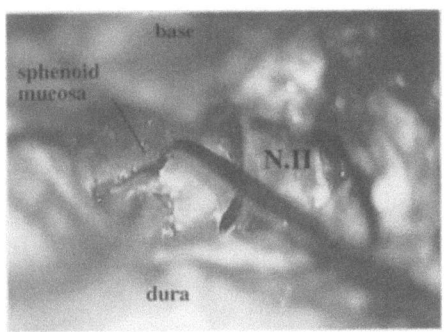

Abb. 3. Extraduraler intraläsioneller Zugang: extradurale Darstellung des N. II mit Entfernung der FD unter Schonung der Mucosa der Keilbeinhöhle

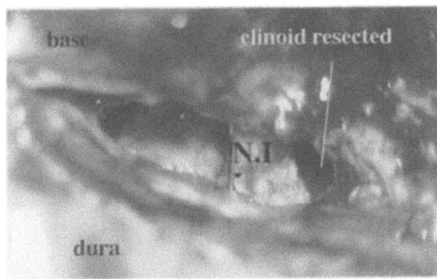

Abb. 4. Extraduraler intraläsioneller Zugang: Die FD ist vollständig entfernt einschließlich des anterioren Clinoidfortsatzes, der N. II komplett knöchern dekomprimiert

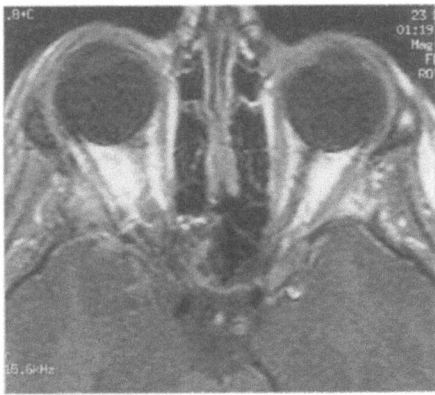

Abb. 5. MRT (T1 mit Gd) nach rein extraduraler Resektion der FD

cosa wurde dargestellt und geschont. Abschließend wurde der N. opticus komplett befreit (Abb. 4, MRT: Abb. 5). Aufgrund des extraduralen Vorgehens war eine Duraplastik nicht erforderlich.

Das Farbsehen normalisierte sich unmittelbar postoperativ, Visus und Gesichtsfeld verblieben normal. Es erfolgen halbjährliche ophthalmologische Kontrollen und anfangs jährliche MRT-Kontrollen.

Literatur

1. Arroyo JG, Lessell S, Montgomery WW (1991) Steroid-induced visual recovery in fibrous dysplasia. J Clin Neuroophthalmol 11: 259-261
2. Chen YR, Breidahl A, Chang CN (1997) Optic nerve decompression in fibrous dysplasia: indications, efficacy, and safety. Plast Reconstr Surg 99: 22-30; discussion 31-23
3. Chen YR, Fairholm D (1985) Fronto-orbito-sphenoidal fibrous dysplasia. Ann Plast Surg 15: 190-203
4. Chen YR, Noordhoff MS (1990) Treatment of craniomaxillofacial fibrous dysplasia: how early and how extensive? Plast Reconstr Surg 86: 835-844
5. Edelstein C, Goldberg RA, Rubino G (1998) Unilateral blindness after ipsilateral prophylactic transcranial optic canal decompression for fibrous dysplasia. Am J Ophthalmol 126: 469-471
6. Kingdom TT, Delgaudio JM (2003) Endoscopic approach to lesions of the sphenoid sinus, orbital apex, and clivus. Am J Otolaryngol 24: 317-322
7. Lala R, Matarazzo P et al. (2000) Pamidronate treatment of bone fibrous dysplasia in nine children with McCune-Albright syndrome. Acta Paediatr 89: 188-193
8. Lee JS, FitzGibbon E, Butman JA et al. (2002) Normal vision despite narrowing of the optic canal in fibrous dysplasia. N Engl J Med 347: 1670-1676
9. Michael CB, Lee AG, Patrinely JR et al. (2000) Visual loss associated with fibrous dysplasia of the anterior skull base. Case report and review of the literature. J Neurosurg 92: 350-354
10. Moore AT, Buncic JR, Munro IR (1985) Fibrous dysplasia of the orbit in childhood. Opthalmology 92: 12-20
11. Papay FA, Morales L Jr, Flaharty P et al. (1995) Optic nerve decompression in cranial

base fibrous dysplasia. J Craniofac Surg 6: 5-10; discussion 11-14
12. Ricalde P, Horswell BB (2001) Craniofacial fibrous dysplasia of the fronto-orbital region: a case series and literature review. J Oral Maxillofac Surg 59: 157-167; discussion 167-158
13. Sassin JF, Rosenberg RN (1968) Neurological complications of fibrous dysplasia of the skull. Arch Neurol 18: 363-369
14. Tanaka Y, Tajima S, Maejima S et al. (1993) Craniofacial fibrous dysplasia showing marked involution postoperatively. Ann Plast Surg 30: 71-76
15. Weinstein LS, Shenker A, Gejman PV et al. (1991) Activating mutations of the stimulatory G protein in the McCune-Albright syndrome. N Engl J Med 325: 1688-1695
16. Weisman JS, Hepler RS, Vinters HV (1990) Reversible visual loss caused by fibrous dysplasia. Am J Ophthalmol 110: 244-249

Korrespondenz: Dr. A. Jödicke, Neurochirurgische Klinik, Universitätsklinikum Gießen, Klinikstraße 29, 35385 Giessen, Deutschland

Die Genese des juvenilen Angiofibroms: Auf dem Weg zur Entschlüsselung eines Mythos

B. Schick[1] **und S. Urbschat**[2]

[1] Klinik und Poliklinik für Hals-Nasen-Ohrenkranke, Universität Erlangen und
[2] Institut für Humangenetik, Universität Homburg/Saar, Deutschland

Einleitung

Seitdem die erste Theorie zur Genese des juvenilen Angiofibroms von Nélaton [8] im Jahre 1853 vorgelegt wurde, sind eine Vielzahl weiterer Theorien benannt worden. Wenngleich das juvenile Angiofibrom durch die Entstehung im hinteren Abschnitt der Nasenhaupthöhle, durch die Hauptblutversorgung aus der A. maxillaris mit möglichen Zuflüssen aus dem Stromgebiet der A. carotis interna sowie durch die nahezu ausschließliche Manifestation beim männlichen Jugendlichen klinisch in besonderer Weise charakterisiert ist, fehlt bis heute eine allgemein akzeptierte Erklärung zur Tumorentstehung. Unbeantwortet ist ebenso die Ursache des nicht selten zu beobachtenden sehr aggressiven Wachstumsverhaltens des gutartigen Tumors, der histologisch durch unregelmäßig konfigurierte Endothelspalten eingebettet in einem Bindegewebsstroma gekennzeichnet ist.

Vaskuläre Tumorkomponente

Die vielfältigen Theorien zur Genese des juvenilen Angiofibroms können grundsätzlich auf den Gedanken eines fibrösen oder vaskulären Ursprungs des juvenilen Angiofibroms reduziert werden. Einen bemerkenswerten neuen Gedanken formulierten Beham und Mitarbeiter [3] auf dem Boden immunhistologischer und elektronenmikroskopischer Untersuchungen, der in die Gruppe der vaskulären Ätiologievorschläge einzuordnen ist. Die Beobachtung einer vielgestaltigen Irregularität der Gefäßstrukturen im Rahmen detaillierter morphologischer Untersuchungen führte zu der Annahme, dass juvenile Angiofibrome eine vaskuläre Missbildung darstellen. Aus embryologischer Sicht konnte durch das Postulat eines Atavismus der ersten Branchialbogenarterie eine sehr überzeugende Erklärung für die vaskuläre Tumorkomponente gegeben werden [12], wodurch die Annahme einer vaskulären Missbildung gestützt wird.

Die erste Branchialbogenarterie entsteht temporär als Verbindung der dorsalen und ventralen Aorta zwischen dem 22. und 24. Tag der Embryonalentwicklung, um sich im Laufe der weiteren Entwicklung über das Stadium eines Gefäßplexus zurückzubilden. In der Entstehung des Stromgebiets der A. carotis externa gehen Anteile der ersten Branchialbogenarterie am Foramen sphenopalatinum in die Ausbildung der distalen Abschnitte der A. sphenopalatina ein, so dass temporär eine embryonale Gefäßverbindung zwischen dem späteren Stromgebiet der A. maxillaris und der A. carotis interna besteht. In der Tat beobachtete Harrison [6] bei zwei Feten Endothelspalten im Bereich des Foramen sphenopalatinum, die als Relikte der ersten Branchialbogenarterie zu werten sind und als letzte Anteile des Gefäßplexus zurückgebildet werden. Die Annahme des Hervorgehens der vaskulären Tumorkomponente des juvenilen Angiofibroms aus Plexusresten der ersten Pharyngealbogenarterie ist aus den dargelegten Gesichtspunkten hervorragend geeignet, die Hauptvaskularisation des Tumors aus der A. maxillaris/A. sphenopalatina zu erklären, Zuflüsse aus der A. carotis interna zu verstehen – auch wenn der Tumor aufgrund seiner Größe noch deutlich von diesem Gefäß entfernt ist – und die Entstehung des Tumors in der hinteren Nasenhaupthöhle am Foramen sphenopalatinum zu begründen.

Geschlechtsspezifität

Das nahezu ausschließliche Auftreten des Tumors bei männlichen Jugendlichen stellt die Frage nach den zu Grunde liegenden molekulargenetischen Veränderungen. Nachdem klinisch ein gehäuftes Auftreten von juvenilen Angiofibromen bei Patienten mit einer familiären adenomatösen Polyposis coli (FAP) beobachtet worden war [4], lag die Vermutung von Veränderungen des APC-Gens auch bei juvenilen Angiofibromen nahe, ohne jedoch APC-Genveränderungen in der Folge nachweisen zu können [5]. Das APC-Gen ist Teil des Wnt-Signalwegs und führt bei Mutationen zu einer zellulären Anreicherung von β-Catenin. Ein verminderter Abbau von β-Catenin kann aber auch durch Mutationen im β-Catenin-Gen unmittelbar hervorgerufen werden und tatsächlich konnten Mutationen im Exon 3 des β-Catenin-Gens bei juvenilen Angiofibromen nachgewiesen werden [1]. Diese Mutationen führen zu einer zytoplasmatischen und nukleären Anreicherung von β-Catenin in den Tumorzellen des juvenilen Angiofibroms [1, 10].

Nachdem eigene vergleichende genomische Hybridisierungen (CGH) juveniler Angiofibrome auf Verluste des Y-Chromosoms und Gewinne des X-Chromosoms hingewiesen hatten [11], konnten FISH-Untersuchungen einen signifikanten Y-Chromosomenverlust und einen signifikanten X-Chromosomengewinn in den Tumorzellen bestätigen. Ohne Hinweise

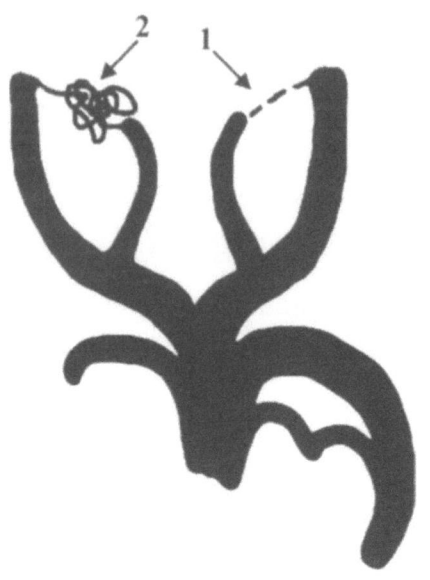

Abb. 1. Auf der linken Seite ist gestrichelt zwischen der A. sphenopalatina und der A. carotis interna der Verlauf der ersten Branchialbogenarterie dargestellt (1) und auf der rechten Seite ist schematisch ein Plexusrest der nicht vollständig zurückgebildeten ersten Branchialbogenarterie abgebildet (2). Der Verlauf der ersten Branchialbogenarterie und der eingezeichnete Plexusrest entsprechen der charakteristischen Lokalisation und Vaskularisation eines juvenilen Angiofibroms

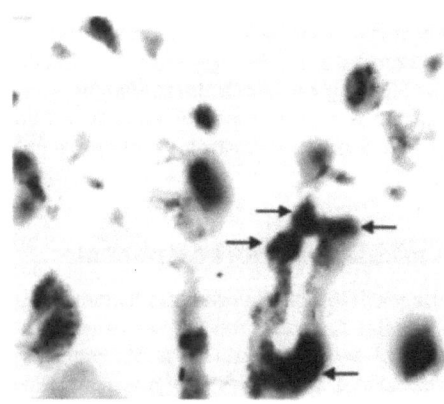

Abb. 2. Immunhistologische Cy-3 markierte Darstellung einer starken Androgenrezeptorproteinexpression in den Kernen einer Gefäßspalte (Pfeile) und von Bindegewebszellen eines juvenilen Angiofibroms

auf eine Amplifikation des auf dem X-Chromosom lokalisierten Androgenrezeptorgens wurde durch den X-Chromosomengewinn ein entsprechender Androgenrezeptorgewinn beim juvenilen Angiofibrom beobachtet [13]. In eigenen immunhistologischen Untersuchungen konnten wir wie bereits von Hwang und Mitarbeitern [7] berichtet, eine deutliche nukleäre Androgenrezeptorproteinexpression in juvenilen Angiofibromen nachweisen (Abb. 2).

Zwischen dem β-catenin-Protein und dem Androgenrezeptorprotein besteht eine bemerkenswerte Beziehung. Beide Proteine treten gemeinsam im Komplex in den Zellkern über und β-catenin wirkt darüber hinaus als Koaktivator des Androgenrezeptors [9], so dass eine verstärkte Transkription androgenrezeptorabhängiger Gene unter dem Einfluss der Androgenwirkung bei jungen Männern in der Phase der Adoleszenz in juvenilen Angiofibromen zu erwarten ist. Die gesteigerte Androgenrezeptorexpression und deren Wechselwirkung mit β-catenin, welches sich aufgrund einer Mutation in den Tumorzellen anreichert, bieten einen überzeugenden Erklärungsansatz für die geschlechtspezifische Manifestation juveniler Angiofibrome bei männlichen Jugendlichen.

Aggressives Tumorwachstum

Da in den von uns ausgeführten CGH-Untersuchungen chromosomale Gewinne auf dem Chromosom 8 beobachtet wurden [11], analysierten wir mit Hilfe von FISH-Untersuchungen das auf dem Chromosom 8 lokalisierte Protoonkogen c-myc. Hierbei fanden sich juvenile Angiofibrome mit einem signifikanten Verlust des c-myc-Onkogens und juvenile Angiofibrome mit der Kombination von c-myc-Gewinnen sowie c-myc-Verlusten im Sinne einer genetischen Heterogenität. Im Falle der genetischen Heterogenität gelang mittels Western blot-Untersuchungen bei 3 juvenilen Angiofibromen der Nachweis einer verstärkten c-myc-Proteinbande. Von besonderem Interesse ist die Korrelation der Befunde von c-myc-Verlusten und umschriebenen Tumoren, während die Befunde einer c-myc Heterogenität bei aggressiv wachsenden juvenilen Angiofibromen vorlagen.

C-myc ist nicht nur ein Zielgen des β-catenin-Signalwegs, es zeigt auch eine intensive Interaktion sowohl mit β-catenin als auch dem Androgenrezeptor [2], so dass eine gesteigerte c-myc-Expression die Transkriptionsstimulationen durch β-catenin und den Androgenrezeptor weiter steigern kann. Wenngleich die Anzahl der bisher untersuchten juvenilen Angiofibrome noch begrenzt ist, deuten diese Untersuchungsbefunde eine mögliche molekulargenetische Erklärung für das zum Teil sehr aggressive Wachstumsverhalten juveniler Angiofibrome an. Da wir weiterhin chromosomale Verluste des Chromosoms 17 in CGH-Untersuchungen beobachtet haben [11], ist eine weitere Zielrichtung unserer zukünftigen Arbeit die Analyse des auf dem Chromosom 17 lokalisierten Tumorsuppressorgens p53. Ein Verlust von p53 auf genetischer Ebene kann zu einem aggressiven Tumorwachstum beitragen, was aber grundsätzlich funktionell auch durch Mutationen auf der Proteinebene verursacht werden kann.

Zusammenfassung

Die Annahme eines Atavismus der ersten Branchialbogenarterie ist in der Lage, die charakteristische Lokalisation und spezifische Vaskularisation juveniler Angiofibrome zu erklären. Androgenrezeptorgenewinne einhergehend mit einer gesteigerten Androgenrezeptorproteinexpression bieten insbesondere im Zusammenspiel mit der Anreicherung des Koaktivators β-catenin infolge von β-catenin-Gen-Mutationen eine Antwort auf die klinische Beobachtung einer nahezu ausschließlichen Manifestation juveniler Angiofibrome bei männlichen Jugendlichen. Die Beobachtung von c-myc-Heterogenitäten und deutlich gesteigerten c-myc-Proteinexpressionen bei fortgeschrittenen juvenilen Angiofibromen werden insbesondere in Würdigung der engen Wechselwirkung von Androgenrezeptor, β-catenin und c-myc als eine molekulare Antwort auf die Frage nach dem aggressiven Tumorwachstum einzelner juveniler Angiofibrome vorgeschlagen.

Literatur

1. Abraham SC, Montgomery EA, Giardiello FM, Wu TT (2001) Frequent beta-catenin mutations in juvenile nasopharyngeal angiofibromas. Am J Pathol 158: 1073-1078
2. Amir AL, Barua M, McKnight NC, Cheng S, Yuan X, Balk SP (2003) A direct β-catenin independent interaction between androgen receptor and T cell factor. J Biol Chem 278: 30828-30834
3. Beham A, Beham-Schmid C, Regauer S, Auböck L, Stammberger H (2000) Nasopharyngeal angiofibroma: true neoplasm or vascular malformation? Adv Anat Pathol 7: 36-46
4. Giardiello FM, Hamilton SR, Krush AJ, Offerhaus JA, Booker SV, Petersen GM (1993) Nasopharyngeal angiofibroma in patients with familial adenomatous polyposis. Gastroenterology 105: 1550-1552
5. Guertl B, Beham A, Zechner R, Stammberger H, Hoefer G (2000) Nasopharyngeal angiofibroma: an APC-gene-associated tumor? Hum Pathol 31: 1411-1413
6. Harrison DF (1987) The natural history, pathogenesis, and treatment of juvenile angiofibroma. Personal experience with 44 patients. Arch Otolaryngol Head Neck Surg 113: 936-942
7. Hwang HC, Mills SE, Patterson K, Gown AM (1998) Expression of androgen receptors in nasopharyngeal angiofibroma: an immunohistochemical study of 24 cases. Mod Pathol 11: 1122-1126
8. Nélaton M (1853) Polype fibreux de la base du crâne: considérations générales. Gaz Hop 26:22
9. Pawlowski JE, Retel JR, Allen MP, Xu M, Butler C, Wilson EM, Wierman ME (2002) Liganded androgen receptor interaction with β-catenin. J Biol Chem 277: 20702-20710
10. Rippel C, Plinkert PK, Schick B (2003) Expression von Proteinen der Cadherin- und Catenin-Proteinfamilie bei Angiofibromen. Laryngo Rhino Otol 82: 353-357
11. Schick B, Brunner C, Praetorius M, Plinkert PK, Urbschat S (2002) First evidence of genetic imbalances in angiofibromas. Laryngoscope 112: 397-401
12. Schick B, Plinkert PK, Prescher A (2002) Die vaskuläre Komponente: Gedanken zur Entstehung des Angiiofibroms. Laryngo Rhino Otol 81: 280-284
13. Schick B, Rippel C, Brunner C, Jung V, Plinkert PK, Urbschat S (2003) Numerical sex chromosome aberrations in juvenile angiofibromas: genetic evidence for an androgen-dependent tumor. Oncol Rep 10: 1251-1255

Korrespondenz: PD Dr. med. B. Schick, Klinik und Poliklinik für Hals-Nasen-Ohrenkranke, Friedrich-Alexander-Universität Erlangen-Nürnberg, Waldstraße 2, 91054 Erlangen, Deutschland, e-mail: bernhard.schick@hno.imed.uni-erlangen.de

Orbita, Verschiedenes

Die chirurgische Behandlung der Augenmuskelparesen

H. Kaufmann

Augenklinik für Schielbehandlung und Neuroophthalmologie, Justus-Liebig-Universität, Gießen, Deutschland

Strabologische Diagnostik und Differentialdiagnose

Wichtigste *subjektive Folgen* einer Augenmuskelparese sind *Diplopie und Konfusion*. Fast immer führen diese zum Arzt. Es ist aber zu beachten, daß bei einer Augenmuskelparese Doppelbilder auch fehlen können, wenn schon vorher ein Strabismus bestand oder wenn eine andere Augenerkrankung die Diplopie verhindert. Meist nur kurzfristig werden *Störungen der egozentrischen Lokalisation* empfunden: Vorbeizeigen, Störungen der Bewegungskoordination oder die Empfindung, dass der Außenraum verkippt ist. Diese Störungen treten auf, wenn die Parese das Führungsauge, das einzige Auge oder beide Augen betrifft.

Wichtigste *objektive Folge* einer Augenmuskelparese ist die *Bewegungseinschränkung*, die dem Untersucher meist auffällt. Ebenso charakteristisch ist die *Schielwinkel-Inkomitanz*. Bei einer linksseitigen Abduzensparese nimmt der Schielwinkel im Linksblick deutlich zu und im Rechtsblick ab. Wichtiges Symptom einer Parese ist die *Kopfzwangshaltung*, die entweder der Vermeidung von Diplopie und Konfusion, der Verminderung von Störungen der egozentrischen Lokalisation oder der Fixationsaufnahme dient (wenn ohne Kopfzwangshaltung das Sehobjekt nicht angeblickt werden kann).

Die *Diagnose* einer Augenmuskelparese bereitet meist keine Schwierigkeiten. Schon die Anamnese, die subjektiven Doppelbildangaben und die spontane Kopfzwangshaltung, spätestens die Prüfung der Führungsbewegungen in verschiedene Blickrichtungen klären die Diagnose. Anamnese und Diagnose entscheiden darüber, welche weiteren Untersuchungen notwendig sind. Bei nachgewiesener Augenmuskelparese sollten immer bildgebende Verfahren eingesetzt werden. Bei allen Augenmuskelparesen muss neben der strabologischen Untersuchung immer eine internistische und neurologische Untersuchung erfolgen.

Die wichtigste Untersuchung ist die des *Fusionsblickfelds*, in dem beidäugiges Sehen ohne Diplopie und Konfusion möglich ist. Wenn der Verdacht auf eine Zyklotropie besteht, muss die Messung des Fusionsblickfelds so erfolgen, dass eine Zyklotropie überhaupt erkannt wird. Ebenso wichtig sind die Messung der *Kopfzwangshaltung*, des *monokularen Blickfelds* und des *Schielwinkels* in verschiedenen Blickrichtungen.

Differenzialdiagnostisch von akuten Paresen abzuklären sind angeborene bzw. nichtparetische Störungen wie das Retraktionssyndrom, das kindliche Begleitschielen und die nichtparetischen dekompensierten Obliquusstörungen. Die *Differenzialdiagnose* zwischen Abduzensparese und *Retraktionssyndrom* (Tabelle 1) ist schon deshalb unumgänglich, weil ein Retraktionssyndrom weiterer neurologischer Abklärung nicht bedarf. Die Anamnese und die typische Motilitätsstörung

Tabelle 1. Differentialdiagnose Abduzensparese – Retraktionssyndrom

	Abduzensparese	Retraktionssyndrom
Anamnese	plötzlicher Beginn	angeborene Störung
Kopfzwangshaltung	meist über 20°	meist 0 bis 15°
Abduktion	eingeschränkt	eingeschränkt
Adduktion/Konvergenz	mindestens normal	eingeschränkt
Bulbuslage	geringe Propulsion bei Abduktionsversuch	Retraktion bei Adduktionsversuch
Vertikaldeviation	keine	oft beim Versuch der Adduktion*
Lidspalte	erweitert in Abduktion	verengt in Adduktion

* Häufig Hypertropie bei Adduktionsversuch oberhalb der Horizontalen und Hypotropie bei Adduktionsversuch unterhalb der Horizontalen

klären die Differentialdiagnose. Die Differentialdiagnose zwischen einer Trochlearisparese und dem wesentlich häufigeren *dekompensierten Strabismus sursoadductorius* (DSS [syn. kongenitale Trochlearisparese] Tabelle 2) ist sehr wichtig, weil beim DSS ohne Zeitverlust operiert werden kann, während wegen der Möglichkeit der Spontanremission mit der Operation einer Trochlearisparese abgewartet werden sollte. Auch erfordert die Trochlearisparese weitere neurologische Diagnostik, während diese beim DSS überflüssig ist. Der Bielschowsky-Kopfneige-Test ist bei beiden Krankheitsbildern positiv und beweist die Trochlearisparese nicht. Die *beidseitige Trochlearisparese* wird häufig übersehen, weil eine deutliche Vertikaldeviation fehlt. Leitsymptom ist die (verrollte) Diplopie ohne auffälligen Schielwinkel.

Augenmuskeloperation – Spontanverlauf, Prognose, Operationszeitpunkt

Im eigenen Krankengut verlaufen Augenmuskelparesen sehr unterschiedlich. Die

Tabelle 2. Differentialdiagnose Trochlearisparese – dekomp. Strab. sursoadductorius

	Trochlearisparese	dekomp. Strab. sursoadductorius
Beschwerden	plötzlicher Beginn	über Jahre zunehmend
Kopfhaltung	Neigung zur gesunden Seite, oft mit Kopfsenkung bewusst	Neigung zur gesunden Seite, abends zunehmend unbewusst
größte Vertikaldeviation	in Adduktion bei Abblick größer	in Adduktion bei Abblick und Aufblick etwa gleich groß
Fusionsblickfeld	größer in Elevation	größer in Abduktion
vertikale Fusion	in der Regel bei frischer Parese gering	in der Regel groß
Zyklodeviation (subj. Messung über über Diplopie/Konfusion)	etwa so groß wie die größte Vertikaldeviation nach diagn. Okkl. unverändert	in der Regel kleiner als die größte Vertikaldeviation nach diagn. Okkl. oft größer
Zyklodeviation (obj. Messung, z.B. Perimetrie/Funduskopie)	etwa so groß wie subjektiv gemessene Zyklodeviation	oft größer als subjektiv gemessene Zyklodeviation
subj. Horizontale	bei frischen Paresen der Zyklodev. entsprechend geneigt	nicht geneigt

Prognose ist besser bei einseitigen vaskulär bedingten Abduzensparesen älterer Patienten, die sehr häufig innerhalb von 3 Monaten spontan verschwinden, aber schlecht bei beidseitigen traumatischen Abduzensparalysen, die sehr selten ohne Defekt ausheilen. Die Wahrscheinlichkeit einer Spontanremission ist bei einseitigen Paresen besser als bei beidseitigen. Wichtigstes Kriterium der Prognose ist aber die Ursache. Vaskulopathisch bedingte Augenmuskelparesen, insbesondere bei Hypertonie und Diabetes mellitus verlaufen gutartiger als traumatisch oder neoplastisch bedingte.

Bei einer *Spontanremission* erfolgt die Besserung relativ schnell. Es gibt Fälle, bei denen während mehrerer Monate die Schielwinkel völlig unverändert bleiben, um dann innerhalb von Tagen zu verschwinden.

Operative Maßnahmen werden in der Regel erst durchgeführt, wenn eine Aussicht auf Spontanremission nicht mehr besteht. Traumatische Abduzensparesen können noch nach 12 Monaten verschwinden. Die Regel, nicht vor Ablauf von 12 Monaten zu operieren, erscheint vernünftig und hat sich bewährt. Wenn überhaupt Ausnahmen von dieser Regel (z.B. auf ausdrücklichen Wunsch des Patienten) gemacht werden, sollten die operativen Verfahren auf konventionelle Methoden beschränkt und Transpositionen vermieden werden. Grundsätzlich sollten Muskel-Transpositionen auf Paralysen beschränkt werden.

Augenmuskeloperation dienen unterschiedlichen *Zielen:*
- der Behebung bzw. Minderung von Diplopie oder Konfusion
- der Behebung bzw. Minderung einer Kopfzwangshaltung
- der Wiederherstellung des Binokularsehens oder der Abwendung seines drohenden Verlusts
- der Behebung bzw. Minderung sonstiger Beschwerden (z.B. Kopfschmerzen, Asthenopien) durch gestörtes Binokularsehen
- der Behebung oder Minderung einer Einschränkung des binokularen Gesichtsfeldes bei großem Schielwinkel
- der Beseitigung psychosozialer Benachteiligung bei großem Schielwinkel

Um diese Ziele zu erreichen, werden folgende *Operationsprinzipien* eingesetzt:
1. Änderung der Stellung des Auges durch Rück- oder Vorlagerungen (Faltungen, Resektionen) eines Augenmuskels.
2. Veränderungen des Hebelarms durch retroäquatoriale Myopexie (Fadenoperation nach Cüppers).
3. Veränderungen der Muskelzugrichtung, die von differenzierter Obliquus-Chirurgie an Vorderrand und Hinterrand bis zu kompletten Muskel-Transpositionen reichen.

Die unterschiedliche Wirkung dieser verschiedenen Verfahren erfordert eine differenzierte Indikation, in die unterschiedliche Einschränkungen der aktiven und passiven Augenbeweglichkeit, die Schielwinkelgröße, blickrichtungsabhängige Inkomitanzen, Störungen der Vergenz wie z.B. Unterschiede zwischen Fern- und Nahschielwinkel und zeitabhängige Schielwinkelveränderungen eingehen müssen. Die operationstechnischen Schwierigkeiten dieser untereinander meist nicht substituierbaren Operationsverfahren sind ebenso unterschiedlich wie die Vorhersagbarkeit ihrer kurz- und langfristigen Wirkung.

Bei der operativen Versorgung der *Abduzensparese* richtet sich das operative Vorgehen nach dem Ausmaß der Parese. Bei inkompletten Abduzensparesen ist Methode der Wahl die kombinierte Vor-Rücklagerung. Bei einer kleineren Gruppe kann das Auge kaum aus dem inneren Lidwinkel herausbewegt werden. Bei dieser *Abduzensparalyse* ist die primäre Augenmuskel-Transposition empfehlenswert (Abb. 1). Die Ergebnisse der primären Transpositionschirurgie bei Abduzensparalyse sind zufriedenstellend, die der konventionellen Chirurgie bei Abduzensparese gut.

Beim *Retraktionssyndrom* ist eine rein rücklagernde Chirurgie empfehlenswert. Üblich ist die Rücklagerung des M.rect.me-

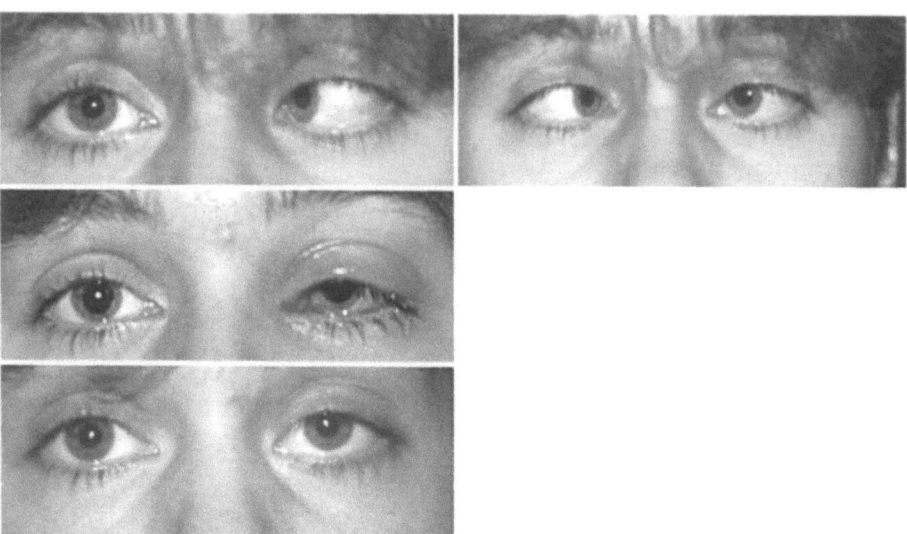

Abb. 1. Patientin mit linksseitiger Abduzensparalyse. Präoperativ großer primärer Schielwinkel (oben links). Das linke Auge kann nicht bis zur Mittellinie abduziert werden (oben rechts). Nach Muskeltransposition (mod. Op. nach Hummelsheim) besteht am 1. postop. Tag (Mitte) und nach 3 Monaten (unten) im Geradeausblick kein Schielwinkel mehr

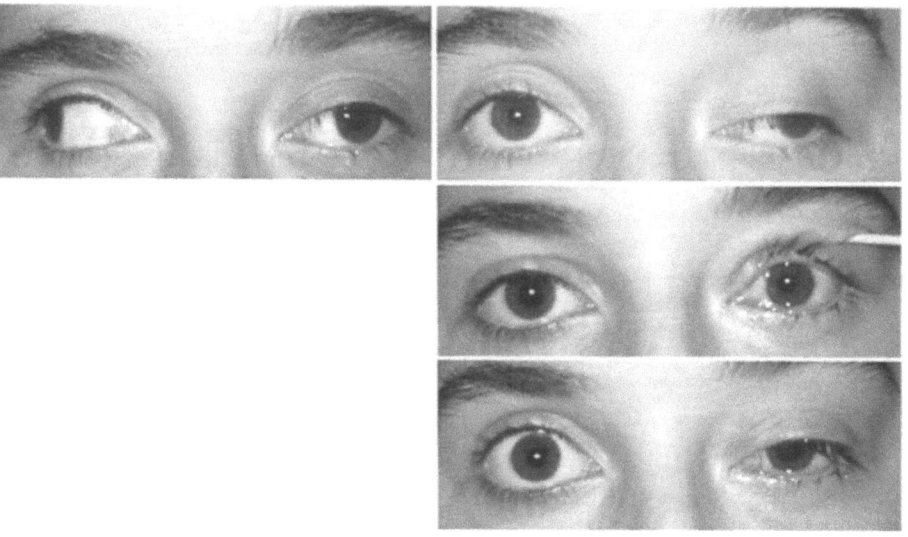

Abb. 2. Patientin mit linksseitiger partieller Okulomotoriusparese mit Fehlregeneration. Lateralis-Splitting. Wegen der schlechten Adduktionsfähigkeit des linken Auges erfolgte eine primäre Transposition am linken Auge. Oben: Im Rechtsblick nur geringe Adduktion, in Primärposition deutlicher Strab. divergens mit mäßiger Ptosis. Mitte: Zustand nach Lateralis-Splitting am linken Auge (1. postop. Tag). Unten: Zustand 3 Monate nach der Operation. Ptosis-Operation geplant

dialis bei konvergentem Retraktionssyndrom (Retraktionssyndrom mit Kopfzwangshaltung in Adduktion) und die Rücklagerung des M.rect.lateralis bei divergentem Retraktionssyndrom (Retraktionssyndrom mit Kopfzwangshaltung in Abduktion.

Bei der *Trochlearisparese* gilt das operative Vorgehen als unstrittig. Bei der einseitigen Trochlearisparese wird eine Rücklagerung des M.obl.inferior oder eine entsprechende Faltung des M.obl.superior durchgeführt, bei größeren Vertikalschielwinkeln im Seitblick ist eine primäre kombinierte Operation beider Mm.obliqui empfehlenswert. Die Ergebnisse der Chirurgie bei Trochlearisparese sind gut.

Die am schwierigsten zu behandelnde Parese ist die *Okulomotoriusparese*, weil sehr viele Augenmuskeln beteiligt sein können, sehr oft eine Trochlearisparese gleichzeitig besteht und das Bild nicht selten von einer Blicklähmung oder einer Fehlregeneration überlagert ist. Das Spektrum reicht von der partiellen Okulomotoriusparese, z.B. der Parese eines einzelnen Muskels über die Parese mehrerer Muskeln an einem oder beiden Augen bis zur totalen Okulomotoriusparalyse mit Ptosis. Der seltene Sonderfall einer parziellen Okulomotoriusparese, nämlich die Parese zweier benachbarter gerader Augenmuskeln ermöglicht ein anderes Vorgehen, nämlich die „Zügeloperation". Bei kompletter Okulomotoriusparese ist das operative Vorgehen komplizierter. Das Problem bei der Okulomotoriusparalyse besteht darin, dass nur ein gerader Augenmuskel, nämlich der M.rect.lateralis, sich normal kontrahiert und deshalb immer auch eine Protrusio besteht, die bei Rücklagerung dieses Muskels noch verstärkt wird. Um die retrahierende Wirkung des M.rect.lateralis zu erhalten, wurde das „Lateralis-Splitting" entwickelt. Diese Operationsmethode ist selbst dann noch hilfreich, wenn alle anderen Maßnahmen gescheitert sind. Sie hat den Vorteil, auch nach Voroperationen einsetzbar zu sein, weil sie die Durchblutung der Vorderabschnitte des Auges nicht zusätzlich vermindert. Die chirurgischen Maßnahmen bewirken immer eine Verbesserung von Schielwinkel und Kopfzwangshaltung, oft aber nur in einem kleinen Blickbereich. Die Prognose ist immer vom individuellen Fall abhängig.

Die geschilderten Verfahren operativer Therapien bei Augenmuskelparesen, insbesondere die Technik der Muskeltransposition und Insertionsverlagerung, erscheinen kompliziert und aufwändig. Es ist aber zu bedenken, dass ein brauchbares, wenn auch kleines, diplopiefreies Blickfeld um die Primärposition und die Verbesserung einer auffälligen Kopfzwangshaltung und eines auffälligen Schielwinkels großen diagnostischen und operativen Aufwand lohnen.

Literatur

1. Kaufmann H (2004) Augenmuskeloperationen. In: Kaufmann H (Hrsg) Strabismus, 3. Aufl. Thieme, Stuttgart
2. Kaufmann H (1990) Die sogenannte Zügeloperation. Fortschr Ophthalmol 87: 189-191
3. Kaufmann H (1991) Lateralissplitting bei totaler Okulomotoriusparalyse mit Trochlearisparese. Fortschr Ophthalmol 88: 314-316

Korrespondenz: Prof. Dr. H. Kaufmann, Universitäts-Augenklinik, Friedrichstraße 18, 38385 Gießen, Deutschland, e-mail: herbert.kaufmann@augen.med.uni-giessen.de

Die Bedeutung des intraoperativen Neuromonitorings des N. facialis für die faciale Reanimation durch ein mikroneurovaskulär reanastomosiertes Gracilis-Transplantat

S. Sehhati-Chafai-Leuwer und **R. Bschorer**

Klinik für MKG-Chirurgie, plastische Operationen, Helios Kliniken Schwerin, Schwerin, Deutschland

Einleitung

Die Vorteile eines intraoperativen Neuromonitorings des N. facialis in der Chirurgie der Gl. parotis sind nicht unumstritten. Während einige Autoren seinen Nutzen vor allem in der Revisionschirurgie und bei totalen Parotidektomien sehen [7], erkennen andere keinerlei Verbesserung der postoperativen Rate an vorübergehenden oder permanenten Facialisparesen durch die intraoperative Nervstimulation [8, 9]. Selbstverständlich erlaubt es bei sachgemäßem Einsatz neben der sicheren Lokalisation des Facialisverlaufes auch die Dokumentation seiner Intaktheit nach operativen Maßnahmen [1]. Gegenstand der vorliegenden Studie war die Beurteilung seiner Zuverlässigkeit für die komplexe faciale Reanimation bei vorbestehender Paralyse.

Material und Methode

Insgesamt drei Eingriffe zur Reanimation der mimischen Muskulatur wurden mithilfe des Neuromonitorings begleitet. Dabei handelte es sich erstens um einen zum Zeitpunkt des Primäreingriffs 14-jährigen Jugendlichen mit einer Hemiplegie nach Entfernung eines angeborenen Hirntumors, zweitens einen 18-jährigen jungen Mann mit einem großen hemifacialen Substanzdefekt nach Entfernung eines großen Lymphangioms als Neugeborener, drittens um eine damals 20-jährige Abiturientin mit einer syndromalen Aplasie beider Facialiskerne (sog. Moebius-Syndrom). Immer erfolgte dabei die faciale Reanimation mithilfe eines freien Muskeltransfers mit dem M. gracilis [4]. Dieser eignet sich deshalb besonders als Spendermuskel, weil er in Form und Größe sowie Innervierung dem M. zygomaticus sehr ähnelt [6]. Sein Gefäßstiel besteht aus A. und V. circumflexa femoris medialis, seine Innervation erfolgt über den N. obturatorius. Letzterer wurde im Empfängergebiet zweizeitig über eine Cross-face-Versorgung mit dem N. facialis der gesunden Seite [2] bzw. mit dem ipsilateralen N. massetericus (beim Moebius-Syndrom [3]) anastomosiert. Für das Monitoring wurde das Gerät „Nimpuls Nervintegrität Monitor System" der Firma Med-

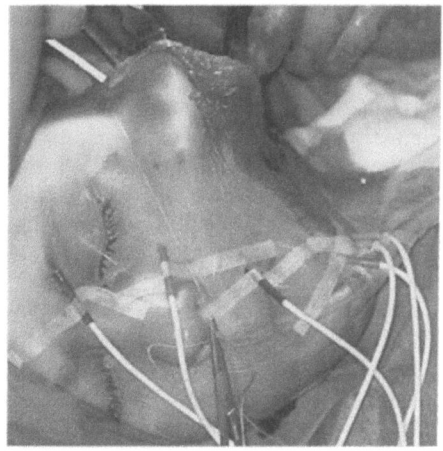

Abb. 1. Intraoperative Positionierung der Ableitelektroden vor Cross-Face-Plastik

tronic/Xomed verwendet. Die elektromyographischen Ableitungen wurden mithilfe von drei Kanälen durchgeführt (Abb. 1). Die Stimulation erfolgte jeweils mittels Gabelelektrode.

Ergebnisse

Bei der mikrochirurgischen Restitution des paralytischen Gesichts wird die Nervstimulation einerseits bei der Entnahmepräparation zur vereinfachten Auffindung des Hauptastes des N. obturatorius, andererseits im Empfängergebiet zur sicheren Lokalisation des N. massetericus genutzt. Muss wie in den drei erstgenannten Fällen eine Cross-Face-Plastik vorgelegt werden (diese führen wir mindestens 6 Monate vor dem zweiten Schritt durch; vgl. [5]), so gelingt im ersten Operationsschritt die Aufsplittung terminaler Facialisäste mit dem Monitoring sowohl unter eindeutiger Zuordnung der Innervationsgebiete als auch der Innervationsstärke. Beim Aufsplitten der terminalen Äste kann so ideal Quantität und Qualität der innervierenden Äste umgelenkt werden. Infolge der Diversifikation kommt es allerdings zu einer Vermengung der Fasern im Cross-Face-Nerveninterponat. Die ein halbes Jahr später dort austretenden Faszikel sind dann weder topographisch noch hinsichtlich der Qualität und Quantität zuzuordnen. Alle 3 Rekonstruktionen waren jedoch erfolgreich. Mit dem transplantierten M. gracilis gelang eine auf Aufforderung deutliche mittlere Kommissuranhebung. Als besonderer Vorteil des M. gracilis gegenüber anderen Spendermuskeln erwies sich neben seiner Größe und der Länge des N. obturatorius seine außerordentlich hohe Kontraktilität. Bei der Patientin mit Moebius-Syndrom und Z.n. Reanastomosierung an den in Größe passenden oligofaszikulären N. massetericus konnte man bereits 16 Wochen nach der Anastomosierung eine erste signifikante Willküraktivität beobachten (Abb. 2 und 3). Beidseits war eine willkürliche Kommissuranhebung von 1,6 cm möglich.

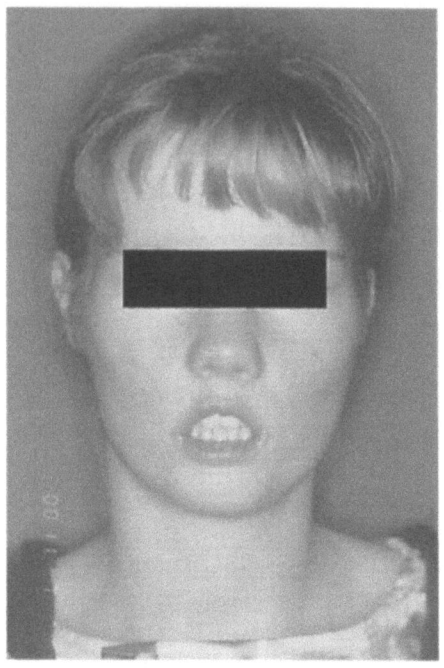

Abb. 2. Patientin mit Moebius-Syndrom und beidseitiger Aplasie der Facialiskerne vor facialer Reanimation

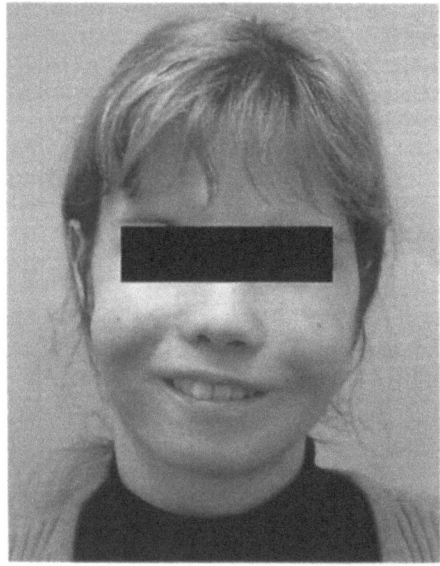

Abb. 3. Patientin mit Moebius-Syndrom und beidseitiger Aplasie der Facialiskerne ein Jahr nach facialer Reanimation

Konklusion

Die sichere Identifikation von Hauptnerven und Innervationsgebieten erleichtert die operative Rekonstruktion entschieden. Im Gegensatz zur andauernden Diskussion um den Nutzen des Neuromonitorings in der Parotischirurgie steht ihr Wert für die faciale Reanimation nach den vorliegenden Erfahrungen außer Zweifel. Für die intraoperative Erfolgskontrolle der vorgelegten Facialis-Cross-Face-Plastik wäre die Möglichkeit einer anterograden Nervstimulation sicher wünschenswert. Aus unserer Sicht ist jedoch der regelmäßige Einsatz dieses in der Praxis anspruchsvollen Verfahrens in der Routine unabdingbare Voraussetzung für seinen sachgemäßen Gebrauch bei der facialen Reanimation.

Literatur

1. Doikov IY, Konsulov SS, Dimov RS, Deenitchin GP, Yovchev IP (2001) Stimulation electromyography as a method of intraoperative localization and identification of facial nerve during parotidectomy: review of 15 consecutive parotid surgeries. Folia Med (Plovdiv) 43: 23-6
2. Fisch U (1976) Cross-face grafting in facial paralysis. Arch Otolaryngol 102: 453-457
3. Goldberg C, DeLorie R, Zuker RM, Manktelow RT (2003) The effects of gracilis muscle transplantation on speech in children with moebius syndrome. J Craniofac Surg 14: 687-690
4. Harii K, Ohmori K, Torii S (1976) Free gracilis muscle transplantation, with microvascular anastomoses for the treatment of facial paralysis. A preliminary report. Plast Reconstr Surg 57: 133-143
5. Jungehülsing M, Guntinas-Lichius O, Stennert E (2001) Rehabilitation der anhaltenden Fazialislähmung, Teil 1. HNO 49: 418-426
6. Jungehülsing M, Guntinas-Lichius O, Stennert E (2001) Rehabilitation der anhaltenden Fazialislähmung, Teil 2. HNO 49: 484-496
7. Lopez M, Quer M, Leon X, Orus C, Recher K, Verges J (2001) Usefulness of facial nerve monitoring during parotidectomy. Acta Otorrinolaringol Esp 52: 418-421
8. Reilly J, Myssiorek D (2003) Facial nerve stimulation and postparotidectomy facial paresis. Otolaryngol Head Neck Surg 128: 530-533
9. Witt RL (1998) Facial nerve monitoring in parotid surgery: the standard of care? Otolaryngol Head Neck Surg 119: 468-470

Korrespondenz: Dr. Dr. S. Sehhati-Chafai-Leuwer, Helios Kliniken Schwerin, Klinik für MKG-Chirurgie, plastische Operationen, Wismarsche Straße 393–397, 19049 Schwerin, Deutschland

Diagnose und Therapie von Orbitaprozessen im Rahmen der Schädelbasisgruppe in Erfurt

J. Krüger[1], M. Blum[2], D. Eßer[3], H. Pistner[4], S. Basche[5], K. Hamm[6] und U. Schalldach[7]

[1] Klinik für Neurochirurgie,
[2] Klinik für Augenheilkunde,
[3] Klinik für HNO-Heilkunde,
[4] Klinik für Mund-, Kiefer- und Gesichtschirurgie,
[5] Institut für bildgebende Diagnostik,
[6] Abteilung für Stereotaktische Neurochirurgie und Radiochirurgie und
[7] Klinik für Strahlentherapie und Radioonkologie, Erfurt, Deutschland

Einleitung

Die Diagnose und Therapie von Prozessen der Schädelbasis erfordert eine enge Zusammenarbeit zwischen den am Gehirn sowie Kopf und Gesicht tätigen Fachdisziplinen. Aus diesem Grunde wurde vor 10 Jahren die Deutsche Gesellschaft für Schädelbasischirurgie gegründet. Im März 2002 wurde eine Schädelbasisgruppe im HELIOS Klinikum Erfurt gegründet. Im Rahmen der 11. Jahrestagung der Deutschen Gesellschaft für Schädelbasischirurgie e.V. im November 2003 hatten wir die Gelegenheit, die von uns interdisziplinär behandelten Orbitaprozesse vorzustellen.

Material und Methode

Im Rahmen der alle 2 Wochen stattfindenden Konferenzen der Erfurter Schädelbasisgruppe haben wir über 49 Patienten beraten, davon 16 Patienten mit Orbitaprozessen. Dabei handelt es sich um 9 Frauen und 7 Männer im Alter zwischen 3 Monaten und 82 Jahren. Die Diagnosen sind im Folgenden zusammengestellt:

- Tumoren: 4 kavernöse Hämangiome
  2 arteriovenöse Malformationen
  und
  je 1 Schwannom, Melanom,
  PNET,
  großzelliges B-Zell-Lymphom,
  NNH-Karzinom, (noch) nicht abgeklärter Prozess

- Verletzungsfolgen: 1 doppelte Bulbusperforation
  1 Mukozele
  (54 J. n. Trauma)
- 1 Dakryops der Tränendrüse
- 1 unklarer entzündlicher Prozess mit Spontanheilung

Die Therapie bestand 10-mal in einer operativen Entfernung, 3-mal einer Chemotherapie und Radiatio nach erfolgter histologischer Sicherung durch eine Biopsie, bei einem Säugling wurde eine Kortisonbehandlung durchgeführt und bei 2 Patienten erfolgte keine Behandlung, weil es sich einmal um ein Melanomrezidiv und einmal um einen ungeklärten entzündlichen Prozess gehandelt hat.

Die operative Behandlung der Orbitatumoren wird heute in unserem Hause interdisziplinär, mikrochirurgisch und mithilfe der Neuronavigation durchgeführt.

Ergebnisse

Das outcome unserer Patienten ist wie folgt festzuhalten:

8 Patienten hatten postoperativ wieder den vollen Visus, keine Motilitätsstörungen und keine Doppelbilder;

Die Amaurose eines Patienten (durch Verletzung) blieb unverändert;

Eine Patientin (es lag eine arteriovenöse Malformation, die zweimal auswärts voroperiert war) wurde auf dem operierten Auge amaurotisch;

3 Patienten sind verstorben (die Diagnosen lauteten auf PNET, Lymphom und Melanom).

Diskussion

Die interdisziplinäre Zusammenarbeit bei den Prozessen der Schädelbasis führt zu einer Bündelung der Kenntnis dieser Erkrankungen und damit zu einer Optimierung ihrer Behandlung. Haben bis zum März 2002 die eingangs genannten Kliniken jede „so vor sich hin diagnostiziert und behandelt", so ist nun in unserer gemeinsamen Diskussion eine fruchtbare und befriedigende Möglichkeit in der Behandlung schädelbasisnahe Prozesse möglich geworden – wie es sich in unseren Ergebnissen ja auch darstellt.

Korrespondenz: Univ.-Prof. Dr. med. J. Krüger, HELIOS Klinikum Erfurt, Klinik für Neurochirurgie, Nordhäuser Straße 74, 99089 Erfurt, Deutschland,
e-mail: jkrueger@erfurt.helios-kliniken.de

Ein seltener Nervus Fazialis-Tumor: Neurinom des Nervus petrosus major (NPM)

A. Schmidinger, D.-K. Boeker und W. Deinsberger

Klinik für Neurochirurgie, Justus-Liebig-Universität, Giessen, Deutschland

Eine 65 Jahre alte Patientin stellte sich bei uns vor mit einer langsam progredienten Hörminderung auf dem rechten Ohr, die mit einem Brummgeräusch und hängendem rechten Mundwinkel einher ging. Die klinische Untersuchung ergab einer periphere Fazialisparese rechts °II nach House und Brackman und eine Schallleitungsschwerhörigkeit rechts mehr als links.

Im MRT zeigte sich eine ca. 35×30×25 mm große, runde, gut abgegrenzte Raumforderung der mittleren Schädelgrube, die von der Felsenbeinspitze bis zum Ganglion geniculi reichte. Der Tumor war hypointens in der T1-Wichtung ohne Gadolinium und hyperintens in der T2-Wichtung. Das Gadolinium wurde homogen angereichert. Die CCT zeigte knöcherne Erosionen des vorderen und mittleren Felsenbeins sowie der Fossa temporalis und ein destruiertes Mittelohr.

Bei der Patientin konnte eine vollständige Tumorentfernung über einen subtemporalen, extraduralen Zugang erreicht werden. Präoperativ war eine Lumbaldrainage angelegt worden. Nach einer rechts temporobasalen Kraniotomie und Ablassen von Liquor über die Drainage, wurde die Dura sorgfältig von der Temporobasis gelöst. Nach Retraktion des Temporallappens, zeigte sich der extradurale, gelbliche, gut abgegrenzte und weiche Tumor, der sich gut von der Dura lösen ließ. Nach Reduktion der Tumormasse zeigte sich der Ursprung im teilweise destruierten Felsenbein. Der Karotiskanal konnte dargestellt werden. Das Mittelohr war offen, da sein Dach durch Tumor zerstört war. Nach Tumorentfernung konnten die Gehörknöchelchen identifiziert werden. Der erhaltene Fazialiskanal und das Ganglion geniculi stellten sich dar und der Nervus petrosus major, der sich als Ursprung des Tumors zeigte.

Die histologische Untersuchung zeigte ein Neurinom °I WHO.

Obwohl der Nervus fazialis intraoperativ intakt vorgefunden wurde, nahm die periphere Parese postoperativ zu (°III H&B) und besserte sich in den nächsten 6 Monaten nicht. Die Schallleitungsschwerhörigkeit war postoperativ unverändert.

Der Nervus fazialis besteht aus dem eigentlichen Fazialisnerven und dem Nervus intermedius, der nicht-motorische, sekretorisch-parasympathische und Geschmacksfasern enthält. Im Ganglion geniculi teilen sie sich in den Nervus Fazialis und den Nervus petrosus major (NPM).

Der NPM enthält präganglionäre parasympthische Fasern und läuft extradural in seinem Sulcus auf der Vorderseite des Felsenbeins, bis er den Faserknorpel des Foramen lacerum perforiert. Dort kommt der sympathische N. petrosus profundus hinzu. Er verläuft durch den Canalis pterygoideus zum Ganglion sphenopaltinum in der Fossa pterygopalatina, wo auf das postganglionäre Neuron umgeschaltet wird. Seine Fasern innervieren (zusammen mit dem N. zygomaticofazialis und Verbindungen zum Nervus lacrimalis) die Tränendrüse und, über die hinteren Nasenäste und Nervi palatini, die nasalen und palatinen Drüsen [3, 8].

Bei Verdacht auf ein Neurinom des NPM aufgrund der Bildgebung wurde ein extraduraler Zugang zur mittleren Schädelgrube gewählt, wie auch in anderen Fallvorstellungen beschrieben [1, 4, 6, 9]. Es gelang dabei eine vollständige Tumorentfernung mit niedriger Morbidität.

Für Meningeome der Felsenbeinspitze ist ein intraduraler, frontotemporaler Zugang Methode der Wahl, ebenso bei Trigeminus-Neurinomen, da das Cavum Meckeli eingesehen werden muss.

Als Differentialdiagnose kommen Meningeome der mittleren Schädelgrube sowie Trigeminus-Neurinome in Frage. Eine präoperative MRT kann diese Differentialdiagnosen in den meisten Fällen ausschließen [2]. Meningeome reichern Gadolinium gleichmäßiger an als Neurinome und sind isointens zu Hirngewebe in der T2-Wichtung. Außerdem zeigen Meningeome in der Regel einen breiten Ansatz an der Dura und nicht am NPM. Sie wachsen intradural in den Arachnoidalraum. Eine knöcherne Hyperostose ist ebenfalls typisch für Meningeome. Neurinome der mittleren Schädelgrube gehen meistens vom Nervus trigeminus aus [5], seltener vom Nervus Fazialis. Trigeminus-Neurinome reichern ebenfalls Gadoilinum an. Sie gehen von der Felsenbeinspitze im Bereich des Ganglion Gasseri aus, wo sie eine typische knöcherne Erosion verursachen.

Im Gegensatz dazu treten Neurinome des NPM entlang seines Verlaufes im mittleren Bereich des Felsenbeins auf.

Als präoperativer Test bei Verdacht auf NPM-Neurinom, wird die bilaterale Messung der Tränensekretion empfohlen. Die Elektrogustometrie oder Messung der submandibulären Speichesekretion kann eine Schädigung der Chorda tympani anzeigen [7].

Die präoperative Diagnose hängt vom MRT ab, die den Nerven als Ursprung des Tumors. Die CCT ist hilfreich bei der Darstellung der Knochendestruktion. Wenn der Karotiskanal betroffen ist, wird eine Angiografie und preoperative Okklusion empfohlen.

Insgesamt ist trotz der Seltenheit dieses Tumors durch klinische Untersuchung und Bildgebung präoperativ relativ sicher die korrekte Diagnose zu stellen und das entsprechende chirurgische Management auszuwählen.

Literatur

1. Furlow LT (1960) The neurosurgical aspect of seventh nerve neurilemmoma. J Neurosurg 17: 721-735
2. Gebarski SS, Telian SA, Niparko JK (1992) Enhancement along the normal facial nerve in the facial canal: MR imaging and anatomic correlation. Radiology 183: 391-394
3. Ginsberg LE, De Monte F, Gillenwater AM (1996) Greater superficial petrosal nerve: anatomy and MR findings in perineural tumor spread. AJNR 17: 389-393
4. Guntinas-Lichius O, Wagner M, Michel O (1999) Neurinom des N. petrosus major. HNO 47: 279-282
5. Kinouchi H, Mikawa S, Suzuki A, Sasajima T, Tomura N, Mizoi K (2001) Extradural neuromas at the petrous apex: report of two cases. Neurosurg 49 (4): 999-1004
6. Kleinsasser O, Friedman G (1959) On neurinoma of the nervus facialis. Zentralbl Neurochir 19: 49-59
7. Kumon Y, Sakaki S, Ohta S, Ohue S, Nakagawa K, Tanaka K (1999) Greater superficial petrosal nerve neurinoma. J Neurosurg 91: 691-696
8. Schiebler TH, Schmidt W (1991) Anatomie, 4th edn. Springer, Berlin Heidelberg New York, pp 493-495
9. Tremble E, Penfield W (1936) Operative exposure of the facial canal: with removal of a tumor of the greater superficial petrosal nerve. Arch Otolaryngol 25: 573-579

Korrespondenz: Dr. med. A. Schmidinger, Klinik für Neurochirurgie, Justus-Liebig-Universität Giessen, Klinikstraße 29, 35392 Giessen, Deutschland, e-mail: Andrea.Schmidinger@neuro.med.uni-giessen.de

Orbitameningeome – Therapie und Outcome

H. Mewes, M. Horner, D.-K. Böker und W. Deinsberger

Neurochirurgische Klinik, Schädelbasis- und Orbitazentrum, Justus-Liebig-Universität, Gießen, Deutschland

Einleitung

Meningeome der Orbita werden eingeteilt in primäre und sekundäre, je nach Ursprung. Primäre Meningeome gehen von der Optikusscheide oder von ektopischer Arachnoidea in der Periorbita aus und sind selten. Sekundäre Meningeome haben ihren Ursprung von der Dura, die die Orbita und den Optikuskanal umgibt und wachsen dann erst in diese Strukturen ein [1, 2]. Ein Exophthalmus und Visusstörungen mit oder ohne Gesichtsfelddefekten sind in der Regel die häufigsten Symptome. Das Ziel einer operativen Therapie ist somit die Dekompression nervaler und orbitaler Strukturen um eine Verbesserung der Symptomatik zu erreichen. Die Wahl des Zuganges wird hierbei vor allem durch die Lage und Ausdehnung des Tumors bestimmt [3].

Patienten und Methode

Zwischen 1996 und 2002 wurden in unserem Zentrum insgesamt 15 Patienten an einem Orbitameningeom operiert, darunter befanden sich 3 Rezidivtumore. 12 Patienten waren weiblich und 3 männlich. Das Durchschnittsalter betrug 55 Jahre (33–81 Jahre). 11 Patienten hatten ein Keilbeinflügelmeningeom, 2 Patienten ein Meningeom der Orbita und 1 Patient hatte ein Optikusscheidenmeningeom. Ein Exopthalmus bestand ebenso wie Visusstörungen bei 10 Patienten. Eine Beteiligung der Hirnnerven hatten 3 Patienten.

Operative Therapie

Bei 1 Patientin mit einem Planum sphenoidale Meningeom und Einwachsen in die Orbita erfolgte die Operation über einen supraorbitalen Zugang. Bei 1 Patienten mit Rezidivwachstum eines atypischen Meningeoms in die Orbita wurde eine Exenteratio bulbi und anschließende Strahlentherapie durchgeführt. Die übrigen 15 Patienten wurden über einen fronto-temporalen Zugang mit teilweiser temporärer Entfernung des Zygomas operiert. Hierbei erfolgte je nach Ausdehnung des Tumors die Resektion der Orbitarück- und -seitenwand oder auch des Orbitadaches. Bei 2 Patienten mit Optikusscheidenmeningeomen erfolgte eine ausgedehnte Dekompression des N. optikus. Eine Rekonstruktion der Orbitawände mit Palakos erfolgte nur bei sehr ausgedehnter Resektion von knöchernen Strukturen. Eine vollständige Resektion nach Simpson Grad I und II konnte bei 1, bzw. 6 Patienten erreicht werden. Eine Resektion nach Simpson Grad III erfolgte bei 6 Patienten und bei 2 Patienten konnte lediglich eine Dekompression nach Simpson Grad IV erreicht werden [4].

Ergebnisse

Postoperativ zeigte sich in den meisten Fällen eine deutliche Besserung der Symptomatik. Der Exophthalmus war bei 9 der 10 Patienten gebessert und nur bei einem gleich. Die Vissustörungen zeigten sich bei 4 Patienten gebessert, bei 3 gleich und bei 1 Patienten verschlechtert im Vergleich zu praeoperativ. Bei den 3 Patienten mit einem Hirnnervendefizit konnte bei 2 Patienten eine Besserung gesehen werden, während bei 1 Patienten das Defizit unverändert blieb. Die histologische Aufarbeitung erbrachte die Diagnose eines Meningeoms WHO Grad I in 14 Fällen und in 1 Fall die Diagnose eines Menigeoms WHO Grad II.

Die perioperative Mortalität lag bei 0%.

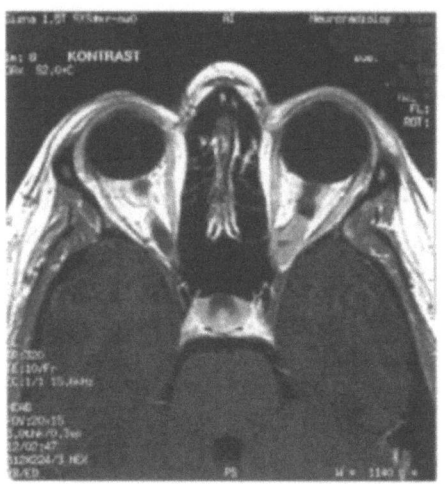

Abb. 1

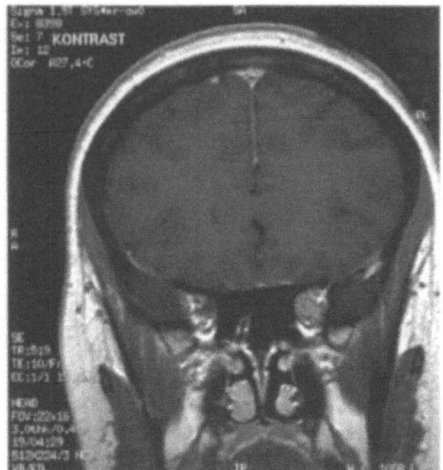

Abb. 2

Bei 2 Patienten kam es postoperativ zum Auftreten einer Liquorfistel, die unter Anlage einer lumbalen Drainage aber vollständig sistierten. 1 Patient entwickelte ein Hirnödem und musste für 2 Tage nachbeatmet und antiödematös behandelt werden, ohne funktionelle Einschränkung im weiteren Verlauf, und 1 Patient bekam eine Pneumonie während des stationären Aufenthaltes. Ein Enopthalmus als direkte Folge der operativen Therapie trat bei keinem der Patienten auf.

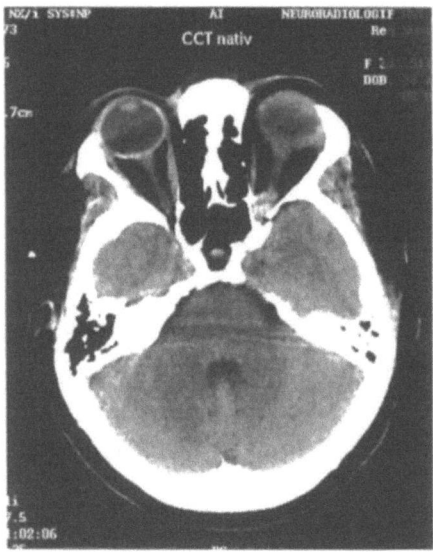

Abb. 3

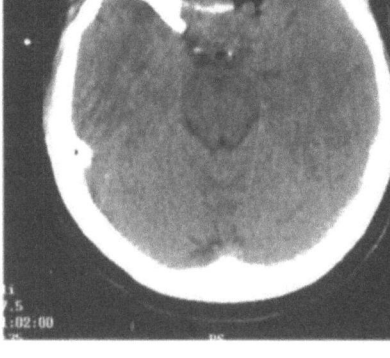

Abb. 4

Zusammenfassung

Eine orbitale Beteiligung bei Meningeomen der vorderen und mittleren Schädelgrube ist nicht selten und führt zu einer Beeinträchtigung des visuellen Apparates. Frühzeitige Dekompression der zumeist knöchern bedingten Raumforderung verbessert die neurologische Symptomatik und führt zu einem guten funktionellen Outcome. Der Fronto-temporale oder supraorbitale Zugang erlaubt hierbei je nach Tumorlokalisation und ossärer Beteiligung eine ausreichende Übersicht und komplette Resektion des Tumors in den meisten Fällen. Eine Rekonstruktion der Orbitawände zur Vermeidung eines Enophthalmus führt in der Mehrzahl der Fälle ohne Einsatz von Palakos zu einem guten kosmetischen Ergebnis.

Abbildung 1–4 zeigt ein Meningeom des linksseitigen N. opticus bei einer 33 Jahre alten weiblichen Patienten, die seit 1 Jahr einen zunehmenden Visusverlust beklagte. Über supraorbitalen Zugang mit Entdachung der Orbita und des Optikuskanals erfolgte die Dekompression des N. Opticus und Teilresektion des Meningeoms. Der postoperative Verlauf war komplikationslos. Eine Besserung des Visus konnte nicht erreicht werden. Abbildung 1 und 2 zeigen kontrastverstärkte T_1-gewichtete MRT Bilder mit Darstellung des Opticusmeningeoms links. Abbildung 3 und 4 zeigen prae- bzw. postoperative native CCT Bilder des Meningeoms.

Literatur

1. Cristante L (1994) Surgical treatment of meningiomas of the orbit and optic canal: a retrospective study with particular attention to the visual outcome. Acta Neurochir 126: 27-32
2. Craig W, Gogela LJ (1949) Intraorbital meningiomas. A clinico-pathological study. Am J Ophthalmol 32: 1663-1680
3. Maroon JC, Kennerdell JS (1984) Surgical approaches to the orbit. Indications and techniques. J Neurosurg 60: 1226-1235
4. Simpson D (1957) The recurrence of intracranial meningiomas after surgical treatment. J Neurol Neurosurg Psychiatry 20: 22-39

Korrespondenz: Dr. H. Mewes, Neurochirurgische Klinik, Schädelbasis- und Orbita Zentrum, Universität Gießen, Klinikstraße 29, 35385 Gießen, Deutschland,
e-mail: Heiko.Mewes@neuro.med.uni-giessen.de

SpringerNeurosurgery

Vinko V. Dolenc

Microsurgical Anatomy and Surgery of the Central Skull Base

In collaboration with Larry Rogers.
2003. XI, 306 pages. 189 figures, partly in colour.
Hardcover **EUR 198,–**
(Recommended retail price)
Net-price subject to local VAT.
ISBN 3-211-83236-X

The atlas covers the normal microsurgical anatomy of the central skull base as well as the pathological anatomy of the tumorous and vascular lesions of this region. The book gives a detailed description of the contemporary approaches to the individual pathologies in the central skull base which have evolved in the last 15 years and represent the summary of the experience gained by the author through continuous neuroanatomy laboratory work as well as in performing over 1500 operations in the region. Complete or partial resection of the tumorous lesions, the exclusion of aneurysms and preservation of the patency of the internal carotid artery will be presented as well as the cost-benefit ratios of these direct surgical approaches to the central skull base.

The large number of operations is a very valuable and unique source of technical data and statistics and allows a careful evaluation of the approaches to the region based on a precise understanding of the underlying anatomy.

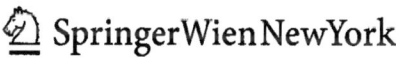

SpringerWienNewYork

P.O. Box 89, Sachsenplatz 4–6, 1201 Vienna, Austria, Fax +43.1.330 24 26, books@springer.at, **springer.at**
Haberstraße 7, 69126 Heidelberg, Germany, Fax +49.6221.345-4229, orders@springer.de, springeronline.com
P.O. Box 2485, Secaucus, NJ 07096-2485, USA, Fax +1.201.348-4505, orders@springer-ny.com, springeronline.com
Eastern Book Service, 3–13, Hongo 3-chome, Bunkyo-ku, Tokyo 113, Japan, Fax +81.3.38 18 08 64, orders@svt-ebs.co.jp
Prices are subject to change without notice. All errors and omissions excepted.

SpringerNeurosurgery

E. De Divitiis, P. Cappabianca (eds.)
Endoscopic Endonasal Transsphenoidal Surgery

2003. XVI, 198 pages. 172 figures, partly in colour.
Hardcover EUR 170,–
(Recommended retail price)
Net-price subject to local VAT.
ISBN 3-211-00972-8

Currently, surgical management provides the definitive treatment of choice for most pituitary adenomas, craniopharyngiomas and meningiomas of the sellar region. The elegant minimally invasive transnasal endoscopic approach to the sella turcica and the anterior skull base has added a new dimension of versatility to pituitary surgery and can be adapted to many lesions in the region.

In this multi-author book with numerous color illustrations the main aspects of the endonasal endoscopic approach to the skull base are presented, starting with a clear description of the endoscopic anatomy, the panoramic view afforded by the endoscope and the development of effective instruments and adjuncts. After the diagnostic studies, the strictly surgical features are considered in detail. The standard technique is described and particular aspects are treated, including the new extended approaches to the cavernous sinus, spheno-ethmoid planum and clival regions.

SpringerWienNewYork

Springer und Umwelt

ALS INTERNATIONALER WISSENSCHAFTLICHER VERLAG sind wir uns unserer besonderen Verpflichtung der Umwelt gegenüber bewusst und beziehen umweltorientierte Grundsätze in Unternehmensentscheidungen mit ein.

VON UNSEREN GESCHÄFTSPARTNERN (DRUCKEREIEN, Papierfabriken, Verpackungsherstellern usw.) verlangen wir, dass sie sowohl beim Herstellungsprozess selbst als auch beim Einsatz der zur Verwendung kommenden Materialien ökologische Gesichtspunkte berücksichtigen.

DAS FÜR DIESES BUCH VERWENDETE PAPIER IST AUS chlorfrei hergestelltem Zellstoff gefertigt und im pH-Wert neutral.

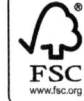

If you have any concerns about our products,
you can contact us on
ProductSafety@springernature.com

In case Publisher is established outside the EU,
the EU authorized representative is:
**Springer Nature Customer Service Center GmbH
Europaplatz 3, 69115 Heidelberg, Germany**

Printed by Libri Plureos GmbH
in Hamburg, Germany